Ouanassa Hamouda
Allaoua Hichem Fendri

Candidíase sistémica

Ouanassa Hamouda
Allaoua Hichem Fendri

Candidíase sistémica

ScienciaScripts

Cover image: www.ingimage.com

This book is a translation from the original published under ISBN 978-620-6-72532-9.

Publisher:
Sciencia Scripts
is a trademark of
Dodo Books Indian Ocean Ltd. and OmniScriptum S.R.L publishing group

120 High Road, East Finchley, London, N2 9ED, United Kingdom
Str. Armeneasca 28/1, office 1, Chisinau MD-2012, Republic of Moldova, Europe
Printed at: see last page
ISBN: 978-620-8-26364-5

Conteúdo

INTRODUÇÃO - QUESTÕES

As micoses invasivas são infecções oportunistas, responsáveis por uma morbilidade e mortalidade significativas em doentes hospitalizados (40%), o que levou a um aumento significativo do custo dos internamentos hospitalares [1].

Entre estas micoses invasivas, a candidíase sistémica é a mais comum, uma vez que a sua frequência está a aumentar em comparação com outras infecções. *A Candida spp* é responsável por 70% a 90% de todas as espécies de micoses invasivas [2]. É a quarta causa mais comum de septicémia nos Estados Unidos e a sétima causa mais comum na Europa [3,4]. Algumas espécies de *Candida* são comensais do trato digestivo humano e do trato urogenital (*Candida albicans* e *Candida glabrata*) e outras espécies são saprófitas da pele (*Candida parapsilosis*). Numerosas outras espécies de *Candida*, que vivem como saprófitas no ambiente externo, podem ser encontradas nos seres humanos num estado comensal nas membranas mucosas ou na pele:

- *C. tropicalis* é um saprófito natural (solo, água, cereais) e encontra-se no trato digestivo e no trato urinário.

- *Candida famata* e *Candida guillermondii* são leveduras comensais da pele.

- *C. krusei* e *Candida kefyr* (produtos lácteos fermentados) são espécies de origem alimentar,

- *A C. dublinensis* encontra-se em doentes com SIDA.

A terminologia utilizada para descrever este tipo de infeção varia na literatura. Várias terminologias têm sido utilizadas: candidíase profunda, sistémica, invasiva, visceral ou disseminada. Alguns autores tentaram definir a candidíase sistémica ou invasiva, que corresponde à presença de uma levedura do género *Candida* num local normalmente estéril. A candidíase sistémica inclui várias variedades clínicas: a septicemia por *Candida* (ou candidaemia), definida como uma infeção comprovada pela presença de uma ou mais hemoculturas *positivas para Candida*, e a candidíase disseminada, que corresponde à presença de *Candida* em pelo menos dois órgãos ou locais não contíguos [5,6], mais frequentemente secundária à disseminação hematogénica [7].

A candidíase sistémica ocorre principalmente em doentes hospitalizados em enfermarias que albergam doentes imunocomprometidos, ou seja, unidades de cuidados intensivos, unidades de onco-hematologia, doentes transplantados, doentes queimados e recém-nascidos.

Dada a sua natureza oportunista, *a Candida* só exerce o seu poder patogénico na presença de factores favoráveis. Existem três componentes patogénicos principais no desenvolvimento da candidíase sistémica:

- O aumento da colonização resultante da utilização de antibióticos de largo espetro [2].
- Rutura da barreira cutânea normal em resultado da utilização de equipamento invasivo, como cateteres intra-vasculares permanentes, cirurgia ou traumatismo recentes, mucosite grave associada a quimioterapia ou radioterapia citotóxica.
- Disfunção imunitária (por exemplo, neutropenia) que leva à difusão e proliferação nos tecidos profundos [8].

A Candida spp pode atingir os tecidos profundos de duas formas: endogenamente ou exogenamente.

A Candida albicans continua a ser a espécie mais frequentemente isolada no decurso destas infecções invasivas. No entanto, nos últimos anos, assistiu-se ao aparecimento de espécies *não albicans*, nomeadamente : *Candida glabrata, Candida parapsilosis, Candida tropicalis*, *Candida krusei* e *Candida auris* registaram um aumento acentuado da sua frequência [9].

A candidíase sistémica continua a ser uma infeção grave, apesar dos avanços no tratamento, principalmente devido ao facto de o diagnóstico ser muitas vezes tardio e difícil de estabelecer, dada a sintomatologia polimorfa e inespecífica; apresenta-se geralmente com uma febre de intensidade variável, que pode progredir para um choque sético completo [10]. Só pode ser distinguida da septicemia bacteriana pela sua persistência apesar da terapia antibiótica de largo espetro (excluindo qualquer resistência bacteriana aos antibióticos). Apenas uma amostra positiva de *Candida* de um local estéril ou evidência histopatológica de uma biopsia de tecido pode confirmar o diagnóstico de candidíase sistémica comprovada de acordo com os critérios da Organização Europeia para a Investigação e Tratamento do Cancro (EORTC) em doentes imunocomprometidos [11].

O prognóstico depende da administração precoce de um tratamento antifúngico específico e adequado.

A fim de tornar o diagnóstico da candidíase sistémica mais sensível e específico, foram desenvolvidos novos métodos de diagnóstico, como a determinação de 1,3-ß-D-glucano e mananos, que são componentes da parede celular *da Candida* que podem ser detectados no sangue. A deteção combinada de antigénios de mananos e de anticorpos anti-mananos no sangue pode encurtar o tempo de diagnóstico em comparação com as hemoculturas, que carecem de sensibilidade (cerca de 50%) e são frequentemente positivas tardiamente [11].

A deteção molecular de *Candida* por PCR (reação em cadeia da polimerase) pode permitir o diagnóstico de candidaemia com excelente sensibilidade e especificidade [12].

A prevalência da candidíase sistémica varia consoante a população de doentes. Apesar de uma maior sensibilização dos clínicos para este tipo de infeção, a mortalidade permanece elevada (40-60%). Os dados epidemiológicos da Argélia ainda não estão amplamente disponíveis. [er]É neste contexto que considerámos importante acompanhar a evolução da epidemiologia ao longo do tempo através de um estudo descritivo prospetivo de todos os episódios de SC ocorridos no CHU e CAC de BATNA entre 1 de janeiro de 2016 e 31 de dezembro de 2018, a fim de melhorar as práticas médicas, tanto a nível diagnóstico como terapêutico.

Os objectivos do nosso estudo foram os seguintes

Objetivo principal

Descrever as caraterísticas epidemiológicas das infecções sistémicas *por Candida* nas enfermarias de alto risco do Centro Hospitalar Universitário (CHU) e do Centro Oncológico.

(CAC) na BATNA.

Objectivos secundários

- Identificar e analisar os factores de risco da candidíase sistémica.
- Demonstrar o valor do índice de colonização na ocorrência de candidíase disseminada.

- Descrever a distribuição das espécies de *Candida* encontradas.
- Estimar a taxa de mortalidade e a importância da escolha do tratamento na evolução da doença.
- Descrever os factores que influenciam o sucesso da progressão da doença.
- Determinar o valor do ensaio de antigénio de manano/anticorpo anti-manano na diferenciação entre infeção e colonização.
- Estabelecer uma estratégia de gestão bem codificada para todas as amostras de profundidade positivas para *Candida spp*.

CANDIDA E CANDIDÍASE SISTÉMICA: REVISÃO DA LITERATURA

1 CLASSIFICAÇÃO

1.1 Cogumelos-Definição

Os fungos (fungi ou mycetes) são microrganismos eucarióticos cosmopolitas que podem ser unicelulares ou pluricelulares, incluindo espécies macroscópicas (macromycetes) e espécies microscópicas (micromycetes), com um aspeto filamentoso ou de levedura [13].

Ao contrário do reino vegetal, os fungos retiram a sua energia da matéria orgânica externa, pelo que são heterótrofos. Além disso, não possuem clorofila, pelo que não são capazes de produzir o seu próprio carbono através da fotossíntese.

Os cogumelos vivem de 3 formas principais:

- Simbiose: os fungos vivem em associações mutuamente benéficas com outros organismos.
- Parasitismo: os fungos desenvolvem-se em organismos vivos.
- Saprofitismo: os fungos obtêm os seus nutrientes a partir da matéria orgânica em decomposição. São muito importantes como decompositores e recicladores de matéria morta.

Nos anos 50, eram conhecidos cerca de 70 fungos parasitas: 10 causadores de micoses profundas, 15 de micoses das mucosas e 40-50 dermatófitos. Em 2006, tinham sido identificados mais de 550 fungos. Este aumento pode ser explicado pelo facto de serem oportunistas e de, com o progresso científico, sermos mais capazes de os identificar [14].

1.2 Caraterísticas gerais

1.2.1 Caraterísticas morfológicas

O aparelho vegetativo, ou talo, é constituído por um emaranhado de filamentos muito finos e ramificados que, em conjunto, formam um micélio.

Existem dois tipos de filamentos:

- Filamentos septados ou septados: chamam-se hifas e têm um diâmetro regular (3 a 5µm).

(3 a 5μm), os septos formam-se a intervalos mais ou menos regulares. Os fungos com este tipo de talo são designados Septomicetos.

- Filamentos não compartimentados ou sifonados: de diâmetro irregular (5 a 15μm) caraterísticos de fungos inferiores ou Siphomycetes.

Em alguns casos, o talo é reduzido a uma única célula, conhecida como levedura.

Alguns fungos são dimórficos, com uma distribuição tropical (por exemplo, Histoplasma capsulatum). Apresentam-se sob duas formas:

- Forma filamentosa sapróﬁta no ambiente, cresce a 25°C.
- Forma levedura no corpo em estado parasitário, cresce a 37°C.

Os cogumelos pretos contêm melanina em concentrações por vezes elevadas na parede.

1.2.1.1 Nutrição

Os fungos são aeróbios que se alimentam por absorção. São heterótrofos que retiram a sua energia da matéria orgânica pré-formada, que utilizam como fonte de carbono e de azoto. Alguns fungos necessitam de aminoácidos, sais minerais ou vitaminas (tiamina, biotina) para o seu desenvolvimento.

O pH para o seu crescimento é de cerca de 7.

1.2.2 Reprodução

Os fungos reproduzem-se por esporos de duas formas:

- Reprodução assexuada (anamórfica): é a forma mais comum e mais simples de reprodução, envolvendo uma simples mitose (divisão binária do núcleo).
- Reprodução sexuada (teleomorfia): envolve a reunião de filamentos especializados (plasmogamia), a conjugação de núcleos (cariogamia) e, finalmente, a redução cromática (meiose) seguida de uma ou mais mitoses.

O modo de reprodução, principalmente sexual, é atualmente utilizado como base para a classificação dos fungos (Taxonomia).

1.3 Classificação dos fungos [12]

O fungo recebe o seu nome da forma isolada em cultura:

- A forma sexual ou teleomórfica
- A forma assexuada ou anamórfica.
- Quando vários aspectos coexistem na forma assexuada, fala-se de um sinanamorfo.
- Quando coexistem formas sexuais e assexuadas, fala-se de um holomorfo.

Na prática, é o nome da forma sexual que é utilizado em primeiro lugar na classificação dos fungos. O reino dos fungos compreende divisões, elas próprias subdivididas em classes. Estas incluem as ordens que agrupam as famílias.

Uma família compreende géneros que englobam espécies, que podem ser subdivididas em variedades.

Os nomes terminam em :

- Mycotina para as divisões (Exemplo: Ascomycotina).
- Fungos para as classes (exemplo: Ascomicetes).
- O sufixo - **ale** é utilizado para designar as ordens (por exemplo, Saccharomycetales).
- O sufixo - **aceae** para as famílias (Exemplo: Saccharomycetaceae).
- O sufixo - **adeae** para as subfamílias.

Cada cogumelo tem um nome que segue as regras da nomenclatura binomial ème(género e espécie) estabelecidas por Carl Von Linné no século XVIII [12].

A classificação de Hawksworth, Sutton e Ainsworth (1970), modificada por Kwon Chung e Bennett (1992), depois por de Hoog (1995), Alexopoulos, Mimms e Blackwell (1996) e Sutton, Fothergil e Rinaldi (1998), é a mais utilizada. (Figura 1).

Existem quatro divisões diferentes, consoante o tipo de reprodução sexual: Mastigomycotina, Zygomycotina, Ascomycotina e Basidiomycotina. Além disso, quando a reprodução sexual não é conhecida, a divisão é denominada Deuteromycotina ou Fungi imperfecti.

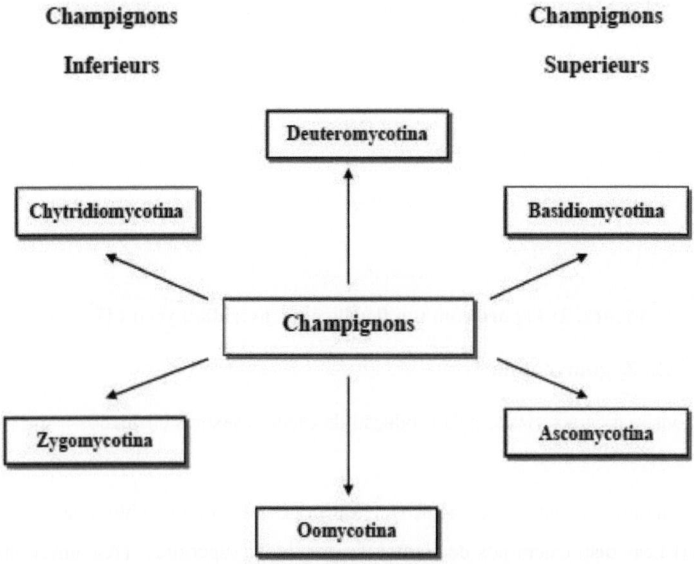

Figura. 1: Classificação geral dos fungos [12].

1.3.1 Mastigomycotina

- São muito raramente envolvidos na patologia humana.
- Existem duas classes: Chytridiomycetes e Oomycetes.
- Caracterizam-se pela presença de esporos com flagelos (um para os Chytridiomycetes, dois para os Oomycetes) (Figura 2).
- Apenas os Chytridiomycetes serão incluídos no reino dos fungos, devido à presença de quitina nas suas paredes e à sua nutrição, que é por absorção.

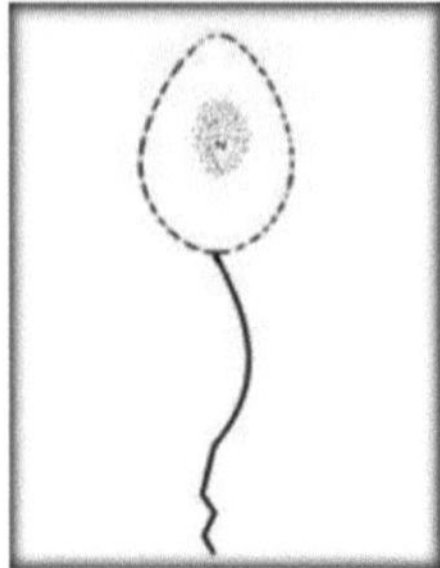

Figura. 2: Esporo com um flagelo em Chytridiomycetes [15].

1.3.2 Os Zygomycotina

Esta divisão é caracterizada pela produção de esporos sexuais chamados zigósporos (Figura 3).

Inclui muitos agentes patogénicos (Mucorales e Entomophthorales). Duas caraterísticas distinguem-nos dos outros fungos ditos "superiores" (Ascomycotina e Basidiomycotina): o micélio vegetativo é maior, muitas vezes dilatado, com pouca ou nenhuma divisão, e a reprodução assexuada é dita endógena.

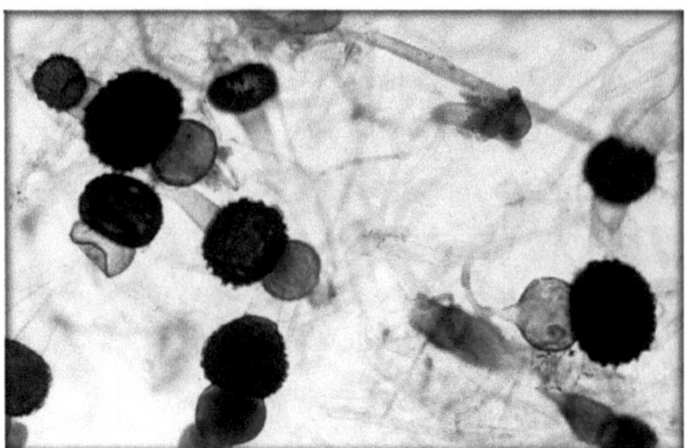

Figura. 3: Zigósporo de Rhizopus [16].

1.3.3 Ascomycotina

Os esporos produzidos pela reprodução sexuada são chamados de ascósporos.

São produzidos endogenamente dentro de um saco chamado asca (Figura 4). Podem ser de vida livre (leveduras ascosporosas ou Hemiascomycetes) ou produzidos dentro de um órgão protetor de forma variável chamado ascocarpo (verdadeiros Ascomycetes ou Euascomycetes).

Este grupo inclui um grande número de agentes patogénicos humanos (Aspergillus, dermatófitos).

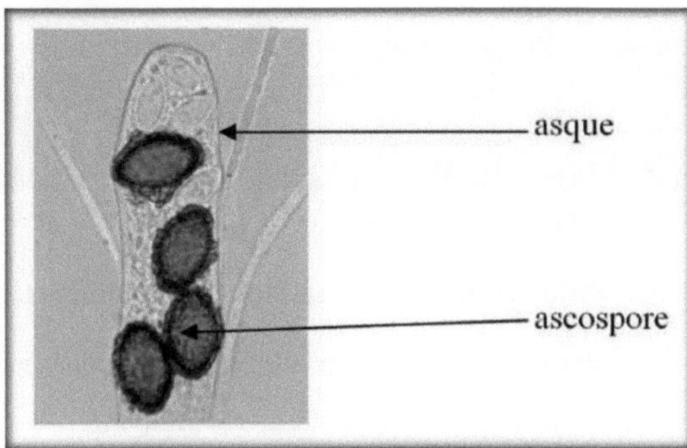

Figura. 4: Asque e Ascósporo [17]

1.3.4 Basidiomicotina

Caracterizam-se pela produção de esporos sexuais chamados basidiósporos, formados pelo brotamento no ápice de células alongadas chamadas basídios (Figura 5).

Os basidiomicetos têm um talo particionado com "laços" nas partições. Os septos dos filamentos miceliais de "ligação em pinça" incluem geralmente um único poro central com uma estrutura complexa denominada dolipore.

Os basidiomicetos têm pouco a ver com a patologia humana; são saprófitas ambientais e, por vezes, agentes patogénicos para as plantas.

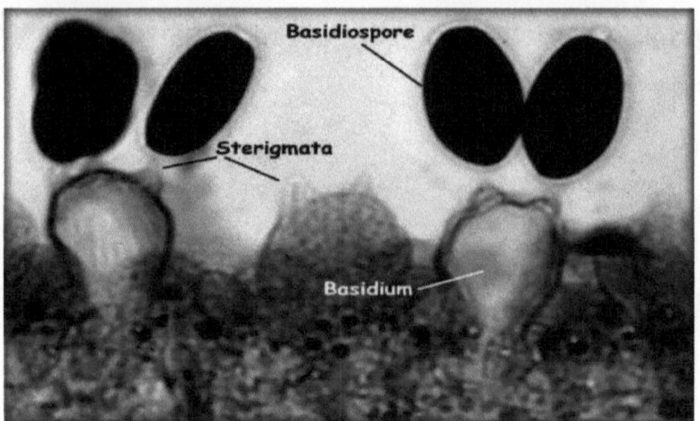

Figura. 5: Basidiósporo e Basídio [18]

1.3.5 Deuteromycotina (fungos imperfeitos ou Fungi imperfecti)

Esta divisão inclui todas as espécies que se multiplicam assexuadamente.

Os Deuteromycotina estão divididos em três classes (Figura. 6):

- Blastomicetos: agrupamento de todos os fungos semelhantes a leveduras.
- Hifomicetos: incluem todos os fungos filamentosos com talo septado e células conidiogénicas livres (que produzem esporos ou conídios).
- Coelomicetos: fungos filamentosos cujas células conidiogénicas estão contidas em órgãos protectores chamados picnídios ou acérvulos.

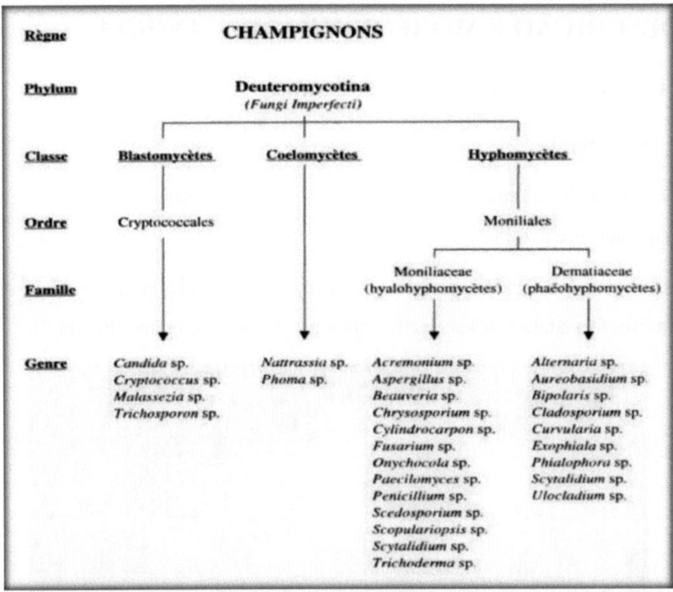

Figura. 6: Classificação dos Deuteromycotina [19].

1.4 O lugar de *Candida* no reino dos fungos

Atualmente, a classificação de *Candida* geralmente aceite é a seguinte [20] :

- Reino: Fungi.
- Divisão: Ascomycotina.
- Classe: Ascomycetes.
- Subclasse: Hemiascomycetes.
- Ordem: Saccharomycetales.
- Família: Saccharomycetaceae.
- Género: *Candida.*

As espécies do género *Candida* pertencem a dois grupos distintos:

- Espécies com uma forma sexual conhecida, incluídas em Ascomycetes, e que se reproduzem sexualmente por ascósporos.
- Espécies sem forma sexual conhecida que estão incluídas nos Deuteromicetos.

2 DESCRIÇÃO E MORFOLOGIA DE *CANDIDA*

2.1 Principais caraterísticas da *Candida*

2.1.1 Morfologia

As Candida são leveduras pequenas, redondas ou ovais, medindo 3-5µm, sem tampa, não pigmentadas e aeróbias.

Reproduzem-se assexuadamente por brotamento multilateral a partir da célula-mãe (o blastóporo), formando colónias lisas, brilhantes, brancas ou creme (Figura 7).

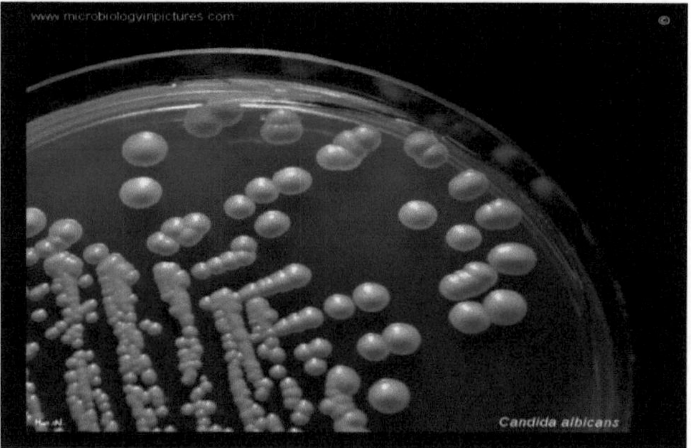

Figura 7: Morfologia de *Candida* em meio Sabouraud [21].

A Candida é polimórfica e este polimorfismo é influenciado pelo pH, pela temperatura e pela riqueza do meio de cultura, o que lhe permite escapar às defesas associadas à imunidade celular [13]. Podem ser encontrados três aspectos morfológicos:

- Os blastosporos (Figura 8) são redondos ou ovais, medindo de 2 µm a 4 µm, por vezes com um botão em formação.

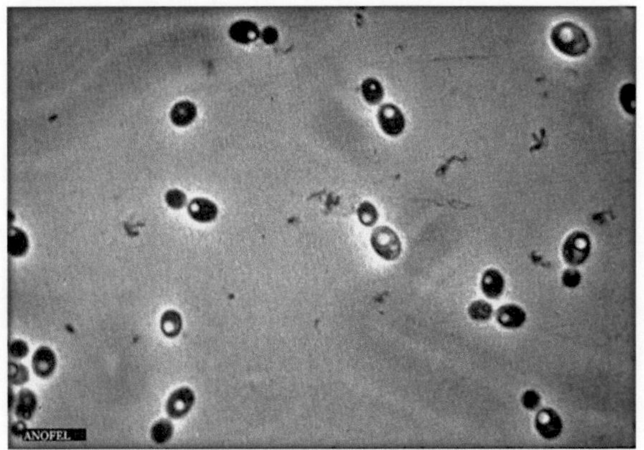

Figura 8: Blastosporo de *Candida sp p* [22]

- A forma de pseudomicélio (Figura 9) : Composto por um conjunto de células medindo 500µm a 600µm, colocadas de ponta a ponta para simular um filamento micelial [14,23]. Estes compartimentos celulares são idênticos em comprimento e contêm a mesma quantidade de material genético, mas diferem na quantidade de citoplasma e destes constituintes [24].

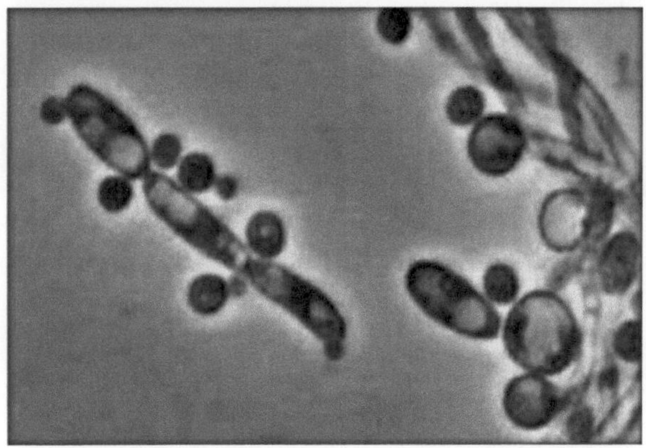

Figura 9: Pseudomicélio de *Candida albicans* [25]

- A verdadeira forma de micélio (Figura 10): Específico da espécie *Candida albicans*. A conversão de uma levedura num filamento micelial tem lugar através de uma estrutura chamada tubo germinativo. Esta forma favorece a invasão dos tecidos e órgãos do hospedeiro [26].

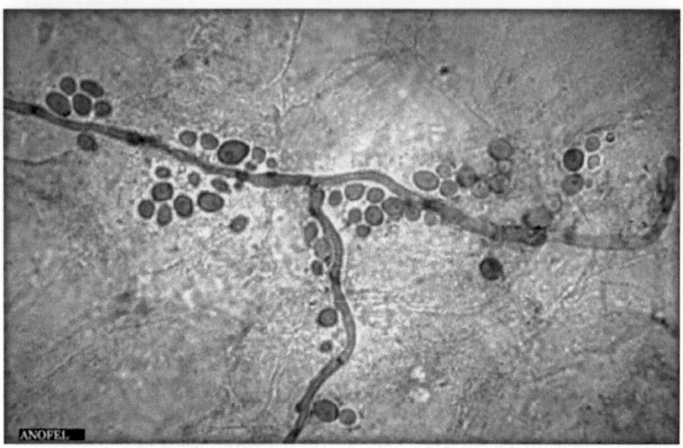

Figura. 10: Levedura e filamentos (micélio) [22]

- Clamidósporos (Figura 11) : São estruturas arredondadas terminais ou laterais formadas pelo espessamento do talo *de Candida albicans* sob certas condições ambientais extremas de meio e temperatura. Constituem uma forma de resistência e ajudam a identificar o organismo, medem 10-15 µm e têm uma parede espessa [27].

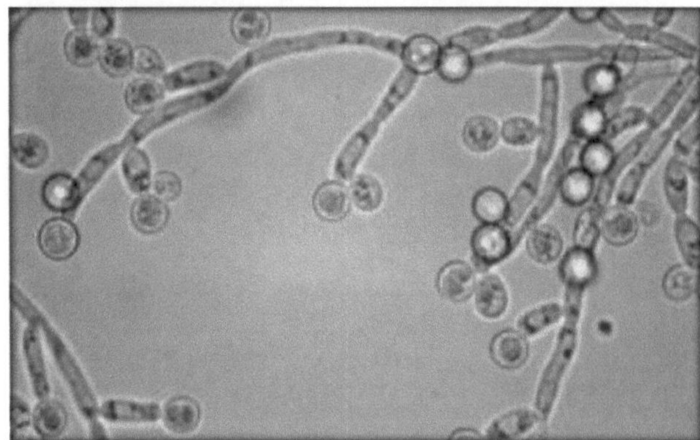

Figura. 11: Clamidósporos de *Candida albicans* [28]

2.1.2 As diferentes espécies de *Candida* e o seu habitat

Mais de dez espécies de *Candida* estão implicadas na patologia humana. A espécie mais comum continua a ser *a Candida albicans*, mas nos últimos anos temos assistido ao aparecimento crescente de outras espécies oportunistas, conhecidas como "*não-albicans*".

As principais espécies patogénicas de *Candida* são :

2.1.2.1 *Candida albicans* [29]

- *A Candida albicans* é a espécie mais frequentemente implicada na patologia humana.
- Trata-se de uma levedura ovoide com brotamento multilateral.
- Vive saprofiticamente no trato digestivo dos seres humanos, mamíferos e aves.
- É uma levedura oportunista, tornando-se patogénica sob a influência de vários factores.
- A sua propagação é geralmente endógena, começando no trato digestivo.

2.1.2.2 *Candida glabrata*

- É uma levedura muito pequena, redonda ou ovoide, medindo (2-3) x (3-4) µm.
- *A Candida glabrata* é uma levedura saprófita do trato digestivo e geniturinário humano. Em amostras vaginais, ocupa o segundo lugar a seguir à *Candida albicans*.
- *A Candida glabrata* é uma levedura oportunista resistente e é menos sensível ao fluconazol e à anfotericina B do que a maioria das outras espécies de *Candida.* Tem a capacidade e a velocidade de desenvolver resistência a todos os azóis [20].
- A sua incidência é aumentada pela septicemia nas unidades de cuidados intensivos.

2.1.2.3 *Candida parapsilosis*

- É uma levedura de forma ovoide, medindo (3-4) x (3-7) µm.
- É saprófita na pele e pode ser responsável por micoses cutâneas e onixis.
- *A Candida parapsilosis* tem sido implicada na septicemia causada por cateteres sujos em doentes com doenças malignas hematológicas [30].

2.1.2.4 *Candida tropicalis*

- Levedura ovoide ou globosa de tamanho variável, medindo (4,5-7) x (6-10) µm.
- Saprófita do trato digestivo e urinário. Também pode ser encontrado no ambiente externo: solo, água e cereais.
- É a terceira levedura mais comum encontrada em amostras.
- Mais de 70% dos casos são resistentes à 5-fluorocitosina, mas permanece sensível aos azóis.
- *A Candida tropicalis* é responsável pela vaginite e pela candidíase sistémica.

2.1.2.5 *Candida krusei*

- É uma levedura alongada, ovoide ou mesmo cilíndrica, medindo (3-6) x (5-12) µm.
- É uma levedura que se encontra nos produtos lácteos e na cerveja.
- O aparecimento de *C. krusei* é atribuído à sua resistência primária ao fluconazol.
- Esta levedura é isolada em ambientes onde o fluconazol é utilizado para profilaxia.
- Está cada vez mais implicado em processos patológicos como a septicemia e as lesões viscerais.
- Juntamente com a *Candida tropicalis*, causa a tríade clássica de erupção cutânea, febre e mialgia.

2.1.2.6 *Candida guilliermondii*

- É uma levedura de forma ovoide, pequena em tamanho, medindo (2-4) x (3-6) µm.
- É isolado do ar, da água do mar, de produtos alimentares e do trato digestivo de muitos animais e do trato urogenital dos seres humanos.
- Pode causar micoses cutâneas como o intertrigo interdigital plantar e a onixis. Está bem documentado que pode causar endocardite em utilizadores de drogas intravenosas e em pessoas submetidas a procedimentos cirúrgicos, bem como infecções fúngicas em doentes imunocomprometidos.

- A neutropenia é o principal risco do seu aparecimento.

2.1.2.7 *Candida kefyr*

- É uma levedura ovoide ou alongada que mede (3-5) x (7-10) µm.
- É um saprófito da pele e da mucosa respiratória dos seres humanos. É isolado em produtos lácteos fermentados.
- Pode causar infecções pulmonares do tipo abscesso e septicemia.

2.1.2.8 Candida lusitaniae

- Trata-se de uma nova levedura oportunista, de forma ovoide, medindo (2-6) x (3-10) µm.
- É isolado principalmente do trato digestivo de muitos animais, incluindo porcos, javalis e aves.
- É frequentemente a causa mais importante de infecções fúngicas em doentes com doenças malignas hematológicas. É mencionada na literatura como uma levedura capaz de desenvolver resistência à anfotericina B. O prognóstico vital desta levedura está ligado ao terreno subjacente e à sua resistência primária à anfotericina B.

2.1.2.9 *Candida dubliniensis* [30]

- Esta é uma nova espécie de *Candida*, identificada em 1995.
- Morfologias semelhantes às da *Candida albicans*, que causam problemas significativos na identificação.
- A maioria dos isolados *de Candida dubliniensis* foi encontrada na cavidade oral de indivíduos infectados pelo VIH. No entanto, esta espécie foi recentemente isolada de outros locais, incluindo o pulmão, a vagina e o sangue de indivíduos infectados e não infectados pelo VIH.

2.1.2.10 *Candida norvegensis*

- Levedura isolada na Noruega, daí o seu nome.
- Raro no ambiente exterior, foi isolado principalmente de amostras pulmonares e digestivas.

- É uma levedura que se encontra mais frequentemente nos serviços hospitalares.
- Foram registados na literatura quatro casos de candidemia, todos eles resistentes ao fluconazol.

2.1.2.11 *Candida famata*

- Esta levedura está disseminada no ambiente externo e é isolada da pele principalmente nos seres humanos.
- É responsável pela onixis e pelos intertrigos interdigitais plantares.
- Esta levedura também tem sido implicada na septicemia associada à linha central em pacientes que foram submetidos a transplantes de medula óssea.

2.1.2.12 *Candida auris*

- Esta levedura foi identificada pela primeira vez em 2009 a partir de uma estirpe isolada do ouvido externo de um doente japonês.
- *A Candida auris* é capaz de causar uma candidíase grave e invasiva, infectando a corrente sanguínea, o sistema nervoso central e vários órgãos internos.
- O seu tratamento é complicado pelo facto de ser difícil de identificar e facilmente confundida com *Candida haemulonii*, *Candida famata*, etc. Para além disso, *a C. auris* é frequentemente multi-resistente aos agentes antifúngicos comuns.

2.1.2.13 *Candida africana*

Candida africana foi inicialmente descrita como uma variante atípica clamidósporo-negativa de *C. albicans* [31], mas foi proposta como uma nova espécie com base em diferenças morfológicas, bioquímicas e fisiológicas [32,33].

Análises moleculares subsequentes apoiaram uma distinção varietal (*C. albicans var. Africana*) [34]. O estatuto taxonómico de *C. africana* continua a ser controverso.

Os isolados *de C. africana* estudados até à data parecem ter crescido e produzido hifas mais lentamente do que *C. albicans* ou *C. dubliniensis* e podem ser distinguidos de ambos por uma incapacidade de assimilar vários açúcares ou de produzir clamidósporos e pelo seu aspeto em placas de ágar cromogénico [31,32].

Além disso, apesar de uma distribuição quase mundial, a esmagadora maioria dos isolados *de C. africana* foi recuperada de amostras genitais femininas [35].

As análises epidemiológicas da *C. africana* têm sido dificultadas pelo facto de os métodos de identificação disponíveis no mercado não conseguirem distingui-la da *C. albicans*. No entanto, estudos que utilizaram a análise do comprimento do amplicon PCR do gene Hwp-1 revelaram que *a C. africana* constituía 7,2% dos isolados complexos de *C. albicans* de três hospitais diferentes no sul de Itália, uma prevalência 3 vezes superior à da *C. dubliniensis* em amostras provenientes principalmente de locais não esterilizados da mesma coorte de doentes hospitalares [36].

2.1.3 Organização celular e molecular

2.1.3.1 Estrutura intracelular

As Candida são leveduras eucarióticas com todos os organelos intracelulares seguintes:

- Um núcleo, delimitado por uma membrana nuclear dupla e contendo oito cromossomas [37].
- Um nucléolo.
- Um retículo endoplasmático.
- Um aparelho de Golgi.

O sistema vácuo-vesicular é a única estrutura que diferencia a levedura de uma célula eucariótica clássica, está envolvido no ciclo e divisão celular [24] e está principalmente envolvido na síntese da parede [38].

2.1.3.2 A parede

A parede da levedura (Figura 12) é uma estrutura estratificada complexa [39]. Esta estrutura está em constante evolução: uma pequena alteração do pH, da temperatura, do sal ou do aminoácido do ambiente circundante gera modificações em várias centenas de transcrições envolvidas na biogénese da parede, levando a alterações radicais na forma e, mais ainda, nas moléculas expressas [40].

A parede celular (a parte mais externa da célula) é uma membrana impermeável que mantém as caraterísticas morfológicas da levedura e permite as primeiras interações físicas da levedura com o seu ambiente.

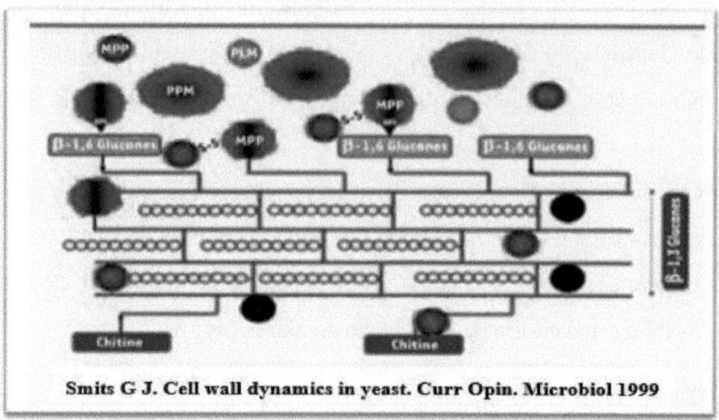

Smits G J. Cell wall dynamics in yeast. Curr Opin. Microbiol 1999

Figura. 12: Representação esquemática da parede *da Candida albicans* [41].

- Glucanos :

Estes são os principais constituintes da parede celular, representando 47% a 60% do seu peso seco. Trata-se de um esqueleto microfibrilar rígido constituído por β-1,3 glucanos que formam uma rede tridimensional ligada à quitina por ligações glicosídicas com ramificações laterais de β-1,6 glucanos [42]. Os glucanos podem ser segregados no sangue de doentes infectados, onde exercem uma toxicidade que pode ir até ao choque anafilático em ratos. Além disso, *os glucanos da Candida albicans* podem inibir diretamente a função dos monócitos e indiretamente a função das células T, sugerindo o seu papel predominante no desenvolvimento da candidíase [43].

- Manoproteínas (MPP) :

Estão ligadas à espinha dorsal microfibrilar por ligações não covalentes, como o fosfopeptidomanano (PPM), ou por ligações covalentes que permitem a sua associação a outras proteínas parietais através de pontes dissulfureto (S-S), ou a β-1,6 glucanos através de uma âncora GPI parcial ou, como no caso das proteínas PIR (proteínas com repetições internas), diretamente a β-1,3 glucanos. Estas diferentes manoproteínas têm epítopos α-Man (vermelho) e β-Man (verde) (Figura 12). Juntamente com os glucanos, são os principais constituintes da parede celular, representando cerca de 40% dos polissacáridos e desempenhando um papel importante na formação da matriz da parede celular [42,44].

Nos seres humanos, os mananos e glucanos provocam anticorpos em graus variáveis em indivíduos saudáveis, doentes colonizados e doentes infectados [45,46]. Desta forma, conferem propriedades antigénicas à parede celular que podem alertar o sistema imunitário do hospedeiro.

- Fosfolipomanano (PLM) :

Um glicolípido de superfície, possui apenas epítopos β-Man (verde) (Figura 12). Os polifolipomananos são lípidos interessantes, que interagem com anticorpos específicos dirigidos contra oligomanósidos [47]. Os polifolipomananos são deficientes em glucosamina e têm uma organização própria da sua cadeia de glucanos [48]. Foi também sugerido que estes compostos estão envolvidos em mecanismos de adesão, proteção e sinalização em *Candida albicans*.

- Quitina :

Juntamente com os glucanos, contribui para a composição do esqueleto da parede e está envolvido na rigidez da parede. Na levedura, está envolvida no processo de brotamento e, em particular, na formação do anel de constrição para a separação da célula-mãe da célula-filha [49]. A quitina também está envolvida na formação de septos miceliais. Apesar do seu papel importante, é um constituinte menor da parede (0,6% a 9%) [50].

- Fosfopeptidomanano (PPM) :

Mais vulgarmente conhecido como manano, está associado de forma não covalente à superfície da parede celular. Este polímero elevado de manose (D-manopiranose) é o principal antigénio quantitativo e qualitativo da levedura [51]. Os resíduos de manose estão ligados a uma cadeia proteica por uma ligação N-glicosídica a uma asparagina ou por uma ligação O-glicosídica a uma serina ou treonina.

2.2 Mecanismos de patogenicidade e factores de virulência

2.2.1 Patogenicidade

A patogenicidade das leveduras do género *Candida* está ligada a uma vasta gama de factores de virulência e a certas condições físicas (Figura 13). Os factores de virulência envolvidos na patogenicidade *de Candida* incluem a transição morfológica entre as formas de levedura e de hifa, a expressão de adesinas e invasinas na superfície da célula, o tigmotropismo, a formação de biofilme e a secreção de enzimas hidrolíticas. Além disso, os atributos de aptidão incluem uma adaptação rápida às flutuações do pH ambiental, flexibilidade metabólica, sistemas potentes de aquisição de nutrientes e mecanismos robustos de resposta ao stress [50].

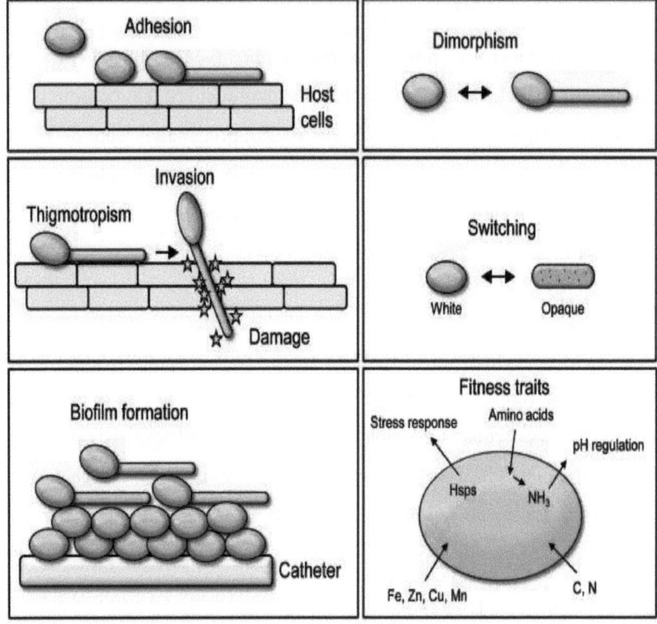

Figura. 13: Visão geral dos mecanismos de fatogenicidade *da Candida albicans* [50].

2.2.1.1 Polimorfismo

A Candida albicans é um fungo que pode desenvolver-se de várias formas [52].

É feita uma distinção entre :

- A forma ovoide da levedura em brotamento.
- Células elipsoides alongadas com constrições nos septos (pseudo-hifas).
- Hifas verdadeiras com paredes paralelas.
- Outras morfologias incluem células brancas e opacas e clamidósporos, que são estruturas semelhantes a esporos com paredes espessas [53].

As formas de leveduras e hifas são regularmente observadas durante a infeção e têm funções distintas; o papel das pseudo-hifas e da comutação in vivo é pouco claro e os clamidósporos não foram observados em amostras de doentes [23,54].

Várias condições ambientais podem afetar a morfologia *de C. albicans*, por exemplo :

- Alterações do pH: a um pH baixo (<6), as células de *C. albicans* crescem predominantemente sob a forma de levedura, ao passo que a um pH elevado (>7), é induzido o crescimento de hifas [55].
- Para além disso, a presença de N-acetilglucosamina, a temperatura fisiológica e o CO2 promovem a formação de hifas [56].

A morfogénese da *Candida albicans* é regulada pelo Quorum Sensing (QS): trata-se de um mecanismo de comunicação fúngico, dependente da densidade celular e envolvido na regulação de vários comportamentos fúngicos, como a secreção de factores de virulência e a formação de biofilmes.

Este sistema QS fúngico foi revelado há dez anos, após a descoberta do farnesol, que controla a filamentação na *Candida albicans* e desempenha vários papéis na sua fisiologia, como molécula de sinalização e indução de efeitos nocivos nas células hospedeiras e noutros micróbios. Para além do farnesol, o álcool aromático tirosol é também uma molécula QS na *Candida albicans*, controlando o crescimento, a morfogénese e a formação de biofilme [57,58].

A transição entre as formas de crescimento da levedura e da hifa é chamada dimorfismo e foi proposto que ambas as formas de crescimento são importantes para a fatogenicidade [58]. Foi demonstrado que a forma hifal é mais invasiva do que a forma de levedura [52] e é a forma principalmente envolvida na difusão [59].

2.2.1.2 Adesinas e invasinas

As células *de Candida albicans* aderem a outros microrganismos, a superfícies abióticas e a células hospedeiras através de um conjunto especializado de proteínas (adesinas) [60,61].

As adesinas mais bem estudadas são as sequências do tipo aglutinina (ALs), que formam uma família de oito proteínas (Als1-7 e Als9). Os genes ALs codificam glicoproteínas de superfície celular ligadas ao glicosil fosfatidil inositol (GPI). Das oito proteínas Als, a adesina Als3 associada à hifa é particularmente importante para a adesão [62,63].

A Hwp1 é outra adesina *da Candida albicans*, associada à GPI associada às hifas [62, 64,65].

Foi também demonstrado que a Hwp1 e a Als3 contribuem para a formação de biofilme, actuando como adesinas complementares [66].

Outras proteínas que não influenciam a morfologia podem também contribuir para a adesão:

- Proteínas associadas à GPI (Eap1, Iff4 e Ecm33).
- Proteínas associadas à parede (Mp65, β-glucanase putativa, Phr1, β-1,3 glucanosiltransferase).
- Proteases associadas à superfície celular (Sap9, Sap10).
- A proteína de superfície do tipo integrina Int1 [67,68].

A Candida albicans pode utilizar dois mecanismos para invadir a célula hospedeira. São eles: a endocitose induzida e a penetração ativa [67, 68, 69, 70]. Para a endocitose induzida, o fungo exprime proteínas especializadas na superfície celular (invasinas) que interagem com a E-caderina nas células epiteliais [63] e com a N-caderina nas células endoteliais, desencadeando a absorção da célula fúngica pela célula hospedeira. De facto, mesmo as hifas mortas são absorvidas, indicando que a endocitose induzida é um processo passivo que não requer células fúngicas viáveis [70,71].

Até à data, foram identificadas duas invasinas, Als3 e Ssa1 [71,72]. No entanto, a penetração ativa requer hifas viáveis de *Candida albicans* [70,73]. Também se propôs que as proteases aspárticas segregadas (Saps) contribuam para a penetração ativa.

2.2.1.3 Formação de biofilme

A formação de biofilme é outro fator de virulência da *Candida albicans*. Este biofilme pode formar-se quer em superfícies abióticas, como cateteres e próteses dentárias, quer em superfícies bióticas, como as membranas mucosas [74].

Os biofilmes são formados num processo sequencial que inclui a adesão de células de levedura ao substrato, a proliferação destas células de levedura, a formação de hifas na parte superior deste biofilme, a acumulação de matriz extracelular e, finalmente, a dispersão das células de levedura do complexo de biofilme [63].

Os biofilmes maduros são muito mais resistentes aos agentes antimicrobianos e aos factores imunitários do hospedeiro [74,75].

Foi demonstrado que a dispersão de células de levedura a partir de biofilmes maduros contribui diretamente para a virulência. A principal proteína de choque térmico Hsp90 foi recentemente identificada como um regulador chave da dispersão em biofilmes *de Candida albicans* [76]. Além disso, a Hsp90 foi também necessária para a resistência aos antifúngicos para biofilmes [76].

Vários factores de transcrição controlam a formação de biofilme. Estes factores são : Bcr1, Tec1 e Efg1 [77]. Num estudo recente, Nobile et al. investigaram a rede transcricional que regula a formação de biofilme e identificaram outros reguladores da produção de biofilme previamente desconhecidos [67]. Estes novos factores incluem Ndt80, Rob1 e Brg1. A eliminação de qualquer um destes factores reguladores resulta numa formação de biofilme defeituosa [67].

2.2.1.4 Deteção de contacto e thigmotropismo

O Thigmotropism é a deteção de contacto que desencadeia a formação de hifas e biofilme em *Candida albicans*. Em contacto com uma superfície, as células de levedura mudam para o crescimento de hifas [77]. Em determinados substratos, como o ágar ou as superfícies mucosas, estas hifas podem então invadir o substrato. O contacto com superfícies sólidas leva à formação de biofilmes [75]. Em superfícies com topologias específicas (como a presença de cristas), pode ser observado um crescimento direcional das hifas [78].

Brand et al. demonstraram que o tigmotropismo das hifas *de Candida albicans* é regulado pela absorção de cálcio extracelular pelos canais de cálcio [79].

2.2.1.5 Secreção de hidrolases

Após a adesão à superfície da célula hospedeira e o crescimento hifal, as hifas segregam hidrolases, que facilitam a penetração ativa destas células [79]. As hidrolases segregadas também aumentam a eficiência da aquisição de nutrientes extracelulares [80]. As classes de hidrolases segregadas pela *Candida albicans* são: proteases, fosfolipases e lipases.

2.2.1.6 Adaptação à mudança de pH

No corpo humano, *a Candida albicans* é exposta a um pH ambiental que varia de ligeiramente alcalino a ácido [81]. Esta mudança de pH pode causar um stress grave à *Candida albicans*, incluindo a disfunção de proteínas sensíveis ao pH e a aquisição de nutrientes prejudicada [81]. Entre as primeiras proteínas identificadas como importantes para a adaptação à mudança de pH estão as duas β-glicosidases da parede celular Phr1 e Phr2 [81] Phr1 é expressa em pH neutro-alcalino. Em contrapartida, a Phr2 é expressa predominantemente em pH ácido [82].

A Candida albicans não só é capaz de detetar e adaptar-se ao pH do ambiente, como também pode modular o pH extracelular, alcalinizando ativamente o seu ambiente circundante para adquirir nutrientes e, assim, auto-induzir a formação de hifas [83,84].

Os mecanismos moleculares subjacentes parecem envolver a absorção de aminoácidos e provavelmente de outras moléculas contendo aminas, como as poliaminas, na ausência de glucose. *A Candida albicans* cliva então estes substratos intracelularmente com ureia amidolase, o que induz a alcalinização do meio extracelular e, consequentemente, a morfogénese hifal [83].

A formação de hifas é considerada um fator-chave na virulência da *Candida albicans*, uma vez que os mutantes não filamentosos são menos virulentos. Todas estas caraterísticas contribuem para a sua notável capacidade de coexistir como um comensal e de prevalecer como um agente patogénico fúngico nos seres humanos.

2.2.1.7 Adaptação metabólica

A nutrição é uma condição essencial e fundamental para a sobrevivência e o crescimento de todos os organismos vivos. Pensa-se que a glicólise, a gluconeogénese e as respostas à fome contribuem para a colonização e a patogénese do hospedeiro. Em indivíduos saudáveis, *a Candida albicans* encontra-se principalmente no microbioma gastrointestinal. Embora a concentração de nutrientes neste ambiente possa ser naturalmente elevada, pensa-se que o crescimento do fungo é controlado pela competição com a flora microbiana intestinal.

Durante a candidíase disseminada em indivíduos susceptíveis, *a Candida albicans* ganha acesso à corrente sanguínea. O sangue é relativamente rico em glucose, a fonte de nutrientes preferida pela maioria dos fungos [85]. No entanto, as células fagocíticas (macrófagos e neutrófilos) podem fagocitar eficazmente a *Candida albicans*.

Uma vez dentro de um macrófago ou neutrófilo, o ambiente nutricional muda completamente para o fungo. Os fagócitos não só produzem intermediários altamente reactivos, como as ERO, as espécies reactivas de azoto (RNS) e os péptidos antimicrobianos (AMP), como também restringem a disponibilidade de nutrientes, criando um ambiente de fome de nutrientes [86].

Para a adaptação da *Candida albicans* a um ambiente hostil no interior dos macrófagos, o fungo passa primeiro da glicólise para a gluconeogénese. Os lípidos e os aminoácidos são propostos como fontes de nutrientes nos macrófagos [87]. O fungo desenvolve formas de escapar aos macrófagos através da inibição da produção de efectores antimicrobianos e da indução da formação de hifas. As hifas formadas no interior das células fagocíticas podem penetrar na célula imunitária do hospedeiro através de forças mecânicas e permitir a fuga [87,88].

Durante a candidíase sistémica, as células fúngicas podem espalhar-se por praticamente todos os órgãos do hospedeiro humano. No fígado, por exemplo, *a Candida albicans* tem acesso a grandes quantidades de glicogénio (a principal molécula de armazenamento de glicose). Noutros tecidos, *a Candida albicans* é confrontada com concentrações relativamente baixas de glicose e utiliza vias metabólicas alternativas para utilizar proteínas, aminoácidos, lípidos e fosfolípidos do hospedeiro. O fungo pode utilizar proteases segregadas para hidrolisar as proteínas do hospedeiro.

Em resumo, durante a infeção, as principais fontes de nutrientes para a *Candida albicans* são provavelmente a glicose, os lípidos, as proteínas e os aminoácidos derivados do hospedeiro, dependendo do nicho anatómico. Para utilizar estes diferentes nutrientes, *a Candida albicans* tem a capacidade de responder rápida e dinamicamente às alterações induzidas pelo hospedeiro, o que contribui para o seu sucesso como agente patogénico [89].

3 FACTORES DE RISCO PARA INFECÇÕES POR CÂNDIDA

O desenvolvimento de uma infeção grave *por Candida* requer a intervenção de vários factores de risco. No entanto, alguns destes factores são mais específicos e merecem uma atenção especial [90, 91, 92, 93].

Estes factores de risco dividem-se em dois subgrupos: factores de risco maiores e factores de risco menores. (Quadro I).

Tabela. I: Factores de risco que predispõem ao desenvolvimento de candidíase sistémica

Principais factores de risco	Factores de risco menores
• Colonização de vários locais do corpo • Terapia antibiótica de largo espetro • Imunossupressão • Abordagens vasculares • Queimaduras extensas (> 50%) • Cirurgia de grande porte • Perfuração digestiva • Hemodiálise • Traumatismo grave • Neutropenia	• Idade extrema (prematuridade e velhice). • Diabetes • Insuficiência renal • Cirurgia recente • Cateter vesical • >Permanência nos cuidados intensivos 7 dias • ^{5} Candidíase >10 UFC /ml

[Eggimann P, et al. Candidoses en réanimation Réanimation .2002 ; 11 : 209-21© 2002 Éditions scientifiques et médicales Elsevier SAS]

3.1 Principais factores de risco

3.1.1 Colonização

A colonização por leveduras do género *Candida* é considerada um fator de risco muito importante [94].

No início dos anos 80, os trabalhos de Solomkin et al sobre a peritonite em doentes não neutropénicos mostraram que o número de locais colonizados no corpo é proporcional ao risco de desenvolver uma infeção invasiva. Foi nesta base que a prescrição de tratamento empírico foi recomendada logo que o número de locais colonizados excedesse dois [95].

De acordo com dados epidemiológicos, a proporção de doentes colonizados aumenta após 7 dias, podendo atingir 50% a 70%. Apenas 1% a 5% desenvolverão uma infeção invasiva [96,97].

A descoberta da colonização não é, obviamente, por si só, suficiente para iniciar o tratamento antifúngico. Nos cuidados intensivos cirúrgicos, o grau de colonização e uma pontuação Apache II superior a 20 foram independentemente preditivos do desenvolvimento de uma infeção grave [98].

Eggimann e Pittet efectuaram um estudo sobre a candidíase nas unidades de cuidados intensivos e verificaram que a sensibilidade e a especificidade da existência de mais de dois locais colonizados era de apenas 73% e 50%, respetivamente. Durante um período de 6 meses, foram utilizadas culturas de vigilância tri-semanais para identificar a colonização de mais de dois locais. Além disso, a identificação do ADN confirmou que as estirpes responsáveis pelas infecções invasivas eram as que tinham colonizado previamente os doentes [94].

O índice de colonização é definido como o rácio do número de locais colonizados por *Candida* dividido pelo número total de locais testados. O seu valor clínico potencial foi sugerido em pelo menos nove estudos. Dubau et al relataram que a candidíase invasiva se desenvolveu em apenas um dos 35 doentes cirúrgicos a quem foram prescritos antifúngicos empíricos quando o índice atingiu 0,5 e que diminuiu rapidamente nos outros 34 doentes [99]. Garbino et al observaram prospectivamente uma diminuição do índice de colonização num grupo de doentes em estado crítico que receberam profilaxia antifúngica [100]. [4]Chabasse et al encontraram uma correlação entre candidúria acima de 10 CFU/ml e um índice de colonização ≥ 0,5 [101]. Charles et al demonstraram que os valores do índice de colonização são significativamente mais elevados em doentes clínicos do que em doentes cirúrgicos [102].

A duração da exposição a antibióticos, a malignidade hematológica, a candidúria e a colonização fúngica à entrada previram um aumento do índice de colonização. Por outro lado, a duração da exposição a agentes antifúngicos foi significativamente associada a uma diminuição do índice de colonização.

Normand et al, observaram uma redução significativa no índice de colonização em pacientes submetidos a ventilação mecânica > 48 horas após receberem profilaxia com nistatina oral [103]. Agvald-Öhman et al demonstraram que um índice de colonização elevado após uma cirurgia gastro-abdominal extensa está intimamente associado ao desenvolvimento de candidíase invasiva [104]. Senn et al relataram uma diminuição do índice de colonização em doentes tratados empiricamente com Caspofungina após perfuração gastrointestinal, fuga anastomótica ou pancreatite aguda necrosante [105].

3.1.2 Terapia com antibióticos

A exposição a uma terapia antibiótica de largo espetro é um fator de risco importante para o desenvolvimento de candidíase invasiva tanto em doentes neutropénicos como não neutropénicos [90].

As cefalosporinas têm um impacto maior do que outras classes de antibióticos [106]. É sobretudo a atividade anti-anaeróbia do antibiótico, a amplitude do seu espetro antimicrobiano e a sua duração de exposição que estão intimamente ligados ao risco de complicações fúngicas [90].

De acordo com Wey et al, o número de antibióticos utilizados foi um dos factores de risco mais importantes para a candidemia [107]. Num estudo realizado por Fraser et al, quase 94% dos doentes que desenvolveram candidaemia tinham sido previamente expostos a terapia antibiótica e 61% deles tinham recebido mais de quatro agentes diferentes [108].

3.1.3 Terapia com corticosteróides

Induz imunossupressão através da inibição da resposta inflamatória e da imunidade mediada por células.

3.1.4 Quimioterapia

Os antibióticos reduzem o número de neutrófilos, que desempenham um papel muito importante na defesa inata contra *a Candida*, bloqueando a filamentação e destruindo as leveduras através de explosões oxidativas.

Os antimitóticos também interferem com o sistema do complemento, resultando numa redução da função da opsonina.

3.1.5 Radioterapia

Induz uma imunodepressão local associada a boca seca devido à destruição das glândulas salivares.

3.1.6 Abordagem vascular

A abordagem vascular é um fator de risco para a candidíase invasiva. Foram efectuados vários estudos sobre este assunto. Entre 1988 e 1989, um estudo efectuado nos Estados Unidos, no Barnes Hospital de Saint Louis, mostrou uma associação significativa entre a utilização de uma abordagem vascular e o desenvolvimento de candidíase [107].

Um estudo observacional prospetivo de um ano no oeste da França mostrou que os cateteres venosos centrais (CVCs) representam um segundo fator de risco para a candidemia: 72,6% dos doentes tinham um cateter venoso central na altura do episódio de candidemia, e 90 destes cateteres foram removidos (66,7%), dos quais 77 foram cultivados, com resultados positivos em 58,4% dos casos [109].

Os cateteres venosos centrais são um importante fator de risco para a candidíase invasiva. Em doentes colonizados por *Candida spp*, entre 60% e 80% dos episódios de candidíase são secundários a infecções do acesso vascular. A inserção do cateter leva a um traumatismo da adventícia no ponto de entrada, resultando em trombose. O trombo será subsequentemente colonizado por leveduras que se multiplicam na vizinhança do ponto de penetração do cateter, conduzindo a uma proliferação de sangue e mesmo a embolias fúngicas. As leveduras do género *Candida*, e mais especificamente *Candida parapsilosis*, têm uma afinidade particular pelo material plástico utilizado nos cateteres intravasculares, como o cloreto de polivinilo [110].

3.1.7 Cirurgia

A cirurgia abdominal (perfuração gastrointestinal, ligadura de anastomose, transplante de fígado, etc.) é um fator de risco importante, expondo os doentes cirúrgicos a níveis elevados de colonização e/ou candidíase invasiva [111].

3.1.8 Neutropenia

[3]Os neutrófilos desempenham um papel importante na defesa do organismo contra as infecções fúngicas, e uma deficiência grave (< 500 células//mm) e prolongada (> 7

dias) de neutrófilos é o principal fator de risco para a candidíase disseminada. (> 7 dias) é o principal fator de risco para a candidíase disseminada [112].

Em doenças malignas hematológicas, como a leucemia mieloide ou linfoide, 20% a 50% dos doentes que morrem têm sinais claros de invasão fúngica na autópsia [113].

As doenças malignas hematológicas causam neutropenia, que também pode ser devida a medicamentos citostáticos ou imunossupressores utilizados para evitar a rejeição do transplante de medula óssea na leucemia. Apesar do início do tratamento antifúngico, a taxa de mortalidade permanece elevada.

3.1.9 Pontuações de gravidade

Para exprimir a gravidade da patologia durante as primeiras 24 horas de admissão na unidade de cuidados intensivos, é necessário calcular vários índices de gravidade. Estas pontuações incluem factores de risco e colonização.

As principais pontuações utilizadas são: APACHE (Acute Physiology and Chronic Health Evaluation), IGS (Indice de Gravité Simplifié) e o MPM (Probability and Mortality Model). Os mais conhecidos são (Quadro II): o "Candida score", que tem em conta a existência de sépsis grave, de cirurgia na admissão, de nutrição parentérica total e de colonização multifocal. Um score > 2,5 tem uma sensibilidade de 81% e uma especificidade de 74%, exigindo o início de tratamento antifúngico precoce [114], e o "Peritonitis score" tem em conta a existência de um estado de choque na admissão, uma perfuração supramsocólica, a existência de antibioterapia com mais de 48 horas em curso e o sexo feminino. Um score ≥ 3 tem uma sensibilidade de 84% e uma especificidade de 50%. [115].

Tabela. II: Escore de Candida e Escore de Peritonite

Pontuação	Presença do próximo item	Pontos
A. Pontuação de *Candida*	Nutrição parentérica total	1
	Colonização múltipla *por Candida*	1
	Sepsis grave	2
	Internamento para cirurgia	1
B. Pontuação da peritonite	Admissão por choque	1
	Perfuração supramesocólica	1
	Sexo feminino	1
	antibioticoterapia atual ≥48 h	1

[Dupont H. Leveduras em cuidados intensivos. In: Sfar editor. Conférence d'actualisation. Congresso Nacional de

Anestesia e Reanimação 2007; 415-32].

3.1.10 Queimaduras extensas (> 50%)

As queimaduras extensas destroem a primeira linha de defesa imunitária do organismo, deixando-o vulnerável a todo o tipo de infecções por microrganismos.

3.2 Factores de risco menores

3.2.1 Extremos de idade

Em neonatos e idosos, o risco de transporte de *Candida* e de desenvolvimento de candidíase invasiva grave aumenta. Este facto pode ser explicado pelo mau estado geral dos idosos e pela imaturidade do sistema imunitário nos bebés prematuros com um baixo peso à nascença inferior a 1500g, o que favorece a candidemia [7].

3.2.2 Duração da estadia

A duração do internamento é frequentemente descrita como um fator de risco quando excede os 7 dias. Num estudo que comparou um grupo de indivíduos com candidaemia com um grupo de controlo, Wey et al encontraram uma diferença significativa para os doentes que permaneceram mais de sete dias numa unidade de cuidados com uma infeção comprovada *por Candida* [93].

3.2.3 Diabetes

Promove a candidíase genital e digestiva, embora este facto não tenha sido formalmente confirmado. Os níveis de glucose e de lactato nos tecidos, com ou sem deficiência fagocitária, têm sido implicados.

3.2.4 Candidúria

A candidíase continua a colocar problemas de interpretação, dado que a urina é um dos locais mais frequentemente colonizados nos hospitais. A descoberta de leveduras na urina pode indicar contaminação, simples colonização ou o primeiro sinal de uma infeção invasiva [116]. ^{4} ≥De acordo com um estudo multicêntrico de unidades de cuidados intensivos, uma candidúria significativa superior a 10 CFU/ml foi associada a um índice de colonização de 0,5 [90].

A candidíase é definida pela simples presença de leveduras em uroculturas ou em exame direto [117]. ^{34}Noutros estudos, a quantificação é um critério definidor; candidúria maior ou igual a 10 CFU/ml é suficiente para alguns [118,119] e maior ou igual a 10 CFU/ml para outros [120,121]. ^{5}Outros autores concordam com um valor de pelo menos 10 CFU/ml com sinais de infeção do trato urinário [122].

Geralmente, a candidúria é assintomática e o fator incriminatório mais frequente é o cateter urinário, que está presente em 77,6% dos doentes com candidúria.

4 FISIOPATOLOGIA DA CANDIDÍASE SISTÉMICA

A Candida spp é um agente patogénico oportunista com vários factores de virulência que facilitam a colonização e a invasão dos tecidos do hospedeiro. Estes factores de virulência são representados por: variabilidade morfológica, a capacidade de produzir enzimas hidrolíticas e a capacidade de aderir através de adesinas parietais (em particular manoproteínas) [123,124]. Para colonizar mais facilmente certas superfícies, *Candida spp*, e mais particularmente *C. albicans*, são capazes de formar um biofilme em suportes inertes (cateteres, sondas, etc.). Trata-se de uma estrutura complexa que combina micro-colónias de leveduras fixadas por adesinas numa matriz extracelular polimérica, o que confere ao conjunto da estrutura uma maior resistência aos agentes antifúngicos [125,126].

A contaminação é, na maioria das vezes, endógena. *As Candida albicans* são saprófitas do trato digestivo e, sob o efeito de factores favoráveis, proliferam no lúmen digestivo, conduzindo a uma fase de colonização. Uma vez colonizada, a mucosa danificada permite a translocação microbiana através da barreira digestiva intestinal, facilitada por condições como a rutura da barreira mucosa resultante de procedimentos cirúrgicos, fármacos que modificam o pH intestinal e a deficiência imunitária do hospedeiro [7] (Figura 14).

A Candida spp pode iniciar a invasão das células epiteliais através de dois mecanismos: indução da endocitose ou penetração ativa das hifas. O mecanismo predominante na *C. albicans* é a invasão ativa. Os filamentos desorganizam fisicamente as estruturas celulares. A filamentação é também acompanhada pela expressão co-regulada de hidrolases, levando à alteração das células hospedeiras. Este mecanismo desempenha um papel importante na invasão de tecidos profundos e vasos sanguíneos. Após a invasão, os elementos fúngicos atingem o lúmen dos vasos sanguíneos e linfáticos.

A fase final é a multiplicação dos tecidos nos órgãos acessíveis pela corrente sanguínea.

Mais raramente, a infeção de um local normalmente estéril pode ocorrer após a introdução direta do agente patogénico (infeção do cateter, candidíase renal ascendente, peritonite após cirurgia intestinal, manuportagem) [127].

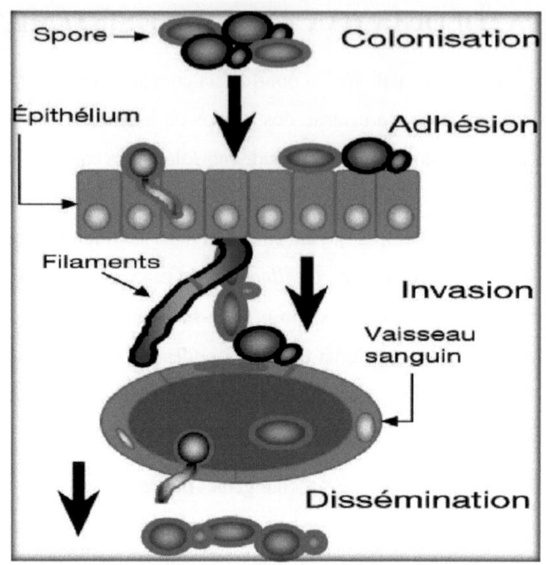

Figura. 14: Fisiopatologia das infecções por *Candida* [7]

5 IMUNIDADE CONTRA A INFECÇÃO POR *CÂNDIDA*

A Candida spp é um agente patogénico oportunista com uma variedade de caraterísticas de virulência que facilitam a colonização e a invasão dos tecidos do hospedeiro e a diminuição das defesas do hospedeiro [128]. O estabelecimento de uma infeção *por Candida* num hospedeiro suscetível requer uma série bem coordenada de eventos para contornar a imunidade do hospedeiro. Os mecanismos de defesa do hospedeiro contra a candidíase envolvem a ativação de uma resposta inflamatória aguda pela imunidade inata, seguida de imunidade específica mediada por células T ou imunidade humoral mediada por células B [129]. Embora todos os ramos do sistema imunitário do hospedeiro estejam envolvidos no controlo da candidíase, a predominância do tipo de imunidade é altamente dependente do local e do tipo de infeção [130]. A imunidade inata por neutrófilos (NPCs) e macrófagos desempenha um papel crucial na proteção contra infecções invasivas *por Candida*; o papel da imunidade mediada por células (CMI) é bem conhecido no controlo de infecções das mucosas [130]. O papel da imunidade mediada por anticorpos (AMI) na candidíase permanece largamente controverso [130].

Os resultados da interação entre o sistema imunitário do hospedeiro e *Candida spp* podem levar à eliminação do agente patogénico infecioso ou ao desenvolvimento de uma infeção persistente, como a candidíase mucocutânea crónica (CCMC) no hospedeiro imunocompetente, enquanto que no hospedeiro imunocomprometido se observa candidaemia e/ou infecções sistémicas persistentes *por Candida* [129].

5.1 Imunidade inata

As barreiras físicas e anatómicas, como a pele e as superfícies mucosas, que limitam a entrada de agentes patogénicos nos tecidos do hospedeiro, são consideradas a primeira linha de defesa do hospedeiro contra a infeção.

A pele normal produz várias substâncias, tais como ácidos gordos livres, que impedem o crescimento e a multiplicação *de Candida spp* [131].

As células epiteliais segregam citocinas e quimiocinas inibidoras que se espalham progressivamente para a sua superfície e impedem a adesão das células de levedura [130].

As células endoteliais podem fagocitar as células *de Candida* [130].

Vários mecanismos controlam a proliferação de *Candida spp* no trato gastrointestinal. O fluxo salivar impede que as leveduras adiram às superfícies da mucosa [132]. O fluxo e a composição da saliva previnem a candidíase orofaríngea em indivíduos saudáveis, mantendo um equilíbrio dinâmico entre *Candida spp* e outra flora comensal [133].

Uma variedade de factores antimicrobianos não específicos presentes na saliva contribuem para a imunidade inata contra *Candida spp*. Estes incluem a lisozima, a lactoperoxidase, as histatinas, a calprotectina e a lactoferrina [133].

A lactoferrina actua como um agente quelante que compete com os microrganismos orais pelos radicais iónicos livres, que são essenciais para a proliferação bacteriana e fúngica. Além disso, destrói a parede celular dos fungos e ativa as enzimas autolíticas intracelulares [133].

As proteínas da histatina têm uma atividade antifúngica de largo espetro contra fungos patogénicos como *Candida spp, Cryptococcus neoformans* e *Aspergillus fumigatus* [133]. Edgerton et al. relataram a atividade *anti-Candida* da histatina 5; quando internalizada pela *Candida*, esta leva a uma série de efeitos deletérios, tais como danos nas mitocôndrias e na membrana citoplasmática e efluxo de ATP e outros nucleótidos, resultando em morte celular [134,135].

A calprotectina é uma proteína de ligação ao cálcio e ao zinco produzida por células polinucleares, monócitos, macrófagos e queratinócitos da mucosa. Bloqueia o crescimento de *Candida* ao privar a levedura de zinco [133].

A flora bacteriana comensal do trato gastrointestinal inibe a proliferação de *Candida* através de vários mecanismos, como a competição nutricional e ecológica no local de adesão [131]. Dos vários mecanismos responsáveis pelo controlo da *Candida* pela flora comensal, a competição pela nutrição é o mais importante [136]. A depleção da flora bacteriana comensal por antibióticos de largo espetro é um dos factores de risco para a candidíase [131,136].

Quando *a Candida spp* penetra na mucosa gastrointestinal e ganha acesso ao tecido do hospedeiro, é activada uma série de factores séricos. As proteínas de superfície *da*

Candida estimulam fortemente as três vias de ativação do complemento (clássica, alternativa e lectina de ligação à manose (MBL) [136]. A ativação do complemento leva à opsonização e à destruição intracelular de *Candida spp.*

A via alternativa do complemento, activada por componentes da parede celular da *Candida spp*, é principalmente responsável pela fagocitose das células de levedura [131].

A cascata da lectina de ligação à manose (MBL) desempenha um papel importante na opsonização, na fagocitose e noutras funções do complemento.

Os fragmentos C3b e C3d são ambos capazes de se ligar a *C. Albicans* [131].

A interação entre o C3b ativado e o recetor do complemento CR3 facilita a fagocitose das células *de Candida.* O C5 também desempenha um papel importante na imunidade às infecções por *Candida.* A ativação de C5 desencadeia a formação de C5b, que facilita a fagocitose e a libertação de componentes terminais do complemento [137]. A deficiência de complemento leva a uma fraca resistência do hospedeiro à candidíase.

Os neutrófilos desempenham um papel vital na defesa do hospedeiro contra a candidíase invasiva [130]. Isto é demonstrado pela elevada incidência de infecções sistémicas por *Candida*, como a candidaemia, em doentes com neutropenia prolongada ou distúrbios dos neutrófilos [138]. Os neutrófilos são os únicos imunócitos que bloqueiam a transição de *Candida spp* da forma de levedura para a forma filamentosa [137]. Este tipo de leucócito também controla a eliminação de *Candida spp* da corrente sanguínea.

Entre os mecanismos responsáveis pela destruição de *Candida* pelo PNN, a "explosão oxidativa" parece ser o mais importante. O burst oxidativo é o processo de formação rápida de intermediários reactivos de oxigénio [137,139]. Este processo requer a montagem do complexo enzimático NADPH-oxidase no complexo citoplasmático ou no fagossoma da membrana para libertar superóxido [137,139].

As células assassinas naturais (NK) são outro mecanismo de defesa do hospedeiro contra a candidíase. A atividade das células NK deve-se em grande parte à produção do fator estimulador de colónias de granulócitos e macrófagos (GM-CSF). As células

NK são também responsáveis pela ativação das células fagocíticas mononucleares (MPCs) e dos PNNs.

A capacidade do PNN e do CPM para fagocitar a célula *de Candida* não significa que destruam necessariamente a levedura. Embora os fagócitos sejam capazes de matar a maioria das células e hifas de leveduras, algumas leveduras escapam a este processo e proliferam nos fagócitos. Mecanismos como a inibição da produção de oxigénio reativo, a prevenção da fusão dos fagolisossomas e o aumento do pH são responsáveis pela proteção das leveduras contra a fagocitose [140]. Além disso, a transformação da levedura numa forma filamentosa no citoplasma das células imunitárias inibe a sua mitose e leva à apoptose [140].

5.2 Imunidade mediada por células (IMC)

A imunidade mediada por células desempenha um papel importante na prevenção da candidíase da mucosa. Os doentes com deficiências de células T (VIH, receptores de transplantes e pessoas sob terapêutica com corticosteróides) correm um risco elevado de desenvolver candidíase da mucosa, mas raramente desenvolvem candidíase disseminada [140].

Foi observada uma forte correlação entre a candidíase orofaríngea (OPC) e uma redução das células CD4+ no sangue. Em indivíduos infectados pelo VIH, a depleção de células CD4+ abaixo de um limiar crítico de 200 células/mm3 desencadeia mais frequentemente o aparecimento de OPC [133].

O sobrecrescimento mucocutâneo *de Candida spp* também pode ocorrer em doentes com linfocitopenia CD4 idiopática ou após terapêutica monoclonal anti-CD52 [136].

As células T-helper do tipo 1 (Thl) conferem proteção contra a candidíase, enquanto as respostas Th2 não têm a capacidade de inibir o crescimento e a multiplicação dos fungos, aumentando a suscetibilidade à infeção. Consequentemente, uma mudança de Thl para Th2 na circulação periférica pode aumentar o risco de COP [130].

Os componentes da parede celular *da Candida*, como a manana e o β-1,3-D-glucano, são moléculas patogénicas (PAMPs) reconhecidas pelos receptores de superfície dos fagócitos (PRRs) [129]. Estes receptores (PRR) estão agrupados em várias famílias, como os receptores do tipo Toll (TLR), os receptores de lectinas do tipo C (CLR) e o domínio de ligação a nucleótidos ricos em leucina (NLR) [129].

A interação entre PAMPs e PRRs induz a diferenciação de Th em Th 17[136]. As citocinas (IL-17 e IL-22) segregadas por Th 17 desencadeiam a produção de um péptido antimicrobiano conhecido como β-defensinas. Isto controla a proliferação *da Candida.* A libertação de IL-17 e IL-22 também recruta e ativa os neutrófilos, que levam à eliminação da infeção por *Candida* [141].

A IL-22 desempenha um papel vital na limitação do crescimento de fungos e na manutenção da função de barreira epitelial.

5.3 Imunidade humoral

Embora diferentes classes de anticorpos como IgG, IgM ou IgA sejam (exceto em doentes altamente imunossuprimidos) produzidas em todas as formas clínicas de candidíase, o papel protetor da imunidade humoral é largamente desconhecido. De facto, os doentes com candidíase da mucosa têm níveis normais ou elevados de anticorpos *anti-Candida* [130]. Até à data, não existem estudos que mostrem provas diretas de uma maior suscetibilidade à doença mucocutânea e à candidíase sistémica em doentes com anomalias das células B (congénitas ou adquiridas).

Encontram-se IgG e IgM no soro de doentes com candidíase mucocutânea e candidíase profunda. Além disso, estes anticorpos também podem ser observados durante a colonização assintomática em títulos baixos. Poucos estudos anteriores relataram um aumento de IgA e IgG salivares em pacientes com candidíase.

Foram demonstrados anticorpos anti-manano e anti-glucano no soro. No entanto, o seu papel protetor é incerto, porque são observados níveis elevados destes anticorpos em infecções com um mau prognóstico [142].

Coogan et al (1994) observaram um aumento dos anticorpos salivares em doentes com SIDA em comparação com os controlos. Sugeriram que, num indivíduo infetado pelo VIH, o título de anticorpos parece refletir respostas à *Candida* em vez de proteção. Pensa-se que estas imunoglobulinas salivares interferem *com a* adesão *da Candida* à mucosa salivar. No entanto, este mecanismo quebra-se à medida que a carga de células de levedura aumenta [143].

6 CLÍNICA

As candidíases sistémicas ou invasivas são infecções causadas por leveduras do género *Candida*. Esta definição abrange a candidemiasis e a candidíase visceral profunda, que se iniciam mais frequentemente por disseminação hematogénica.

A candidemia define uma situação em que *a Candida* foi identificada em pelo menos uma hemocultura. A candidíase visceral profunda corresponde a uma situação em que uma levedura foi identificada em vários locais não contíguos, o que implica uma disseminação por via sanguínea, embora as hemoculturas sejam por vezes negativas.

Não existe uma sintomatologia específica para a candidemia ou para a candidíase de raiz profunda:

- Febre irregular resistente aos antibióticos.
- Observa-se uma alteração do estado geral em cerca de 80% dos casos.
- Leucocitose em 50% dos casos.

A candidíase detectada tardiamente ou não detectada tem um risco elevado de localização num único ou em múltiplos órgãos, que pode aparecer semanas após o primeiro episódio.

Em 10% dos casos, a candidíase sistémica pode manifestar-se como lesões cutâneas (Figura 15) sob a forma de lesões maculopapulares, maculonodulares ou púrpuras vermelhas bem demarcadas no tronco e nos membros, que podem mesmo cobrir todo o corpo [38]. Estas localizações cutâneas aparecem no início da fase septicémica e podem ser o primeiro sinal visível de candidíase de raiz profunda. Após o exame direto e a cultura dos fragmentos de pele, uma biópsia cutânea é utilizada para confirmar a origem da candidíase das lesões.

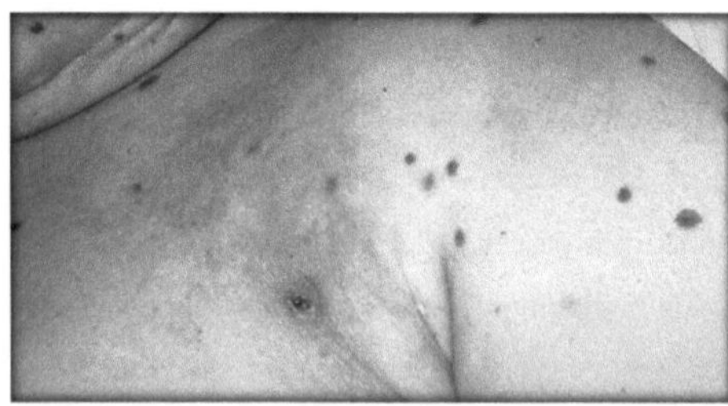

Figura. 15: Lesões cutâneas no centro da septicemia por *Candida sp p* [22]

Do mesmo modo, as manifestações oculares devem ser sistematicamente procuradas em casos de candidemia.

Finalmente, podem existir outras localizações mais raras de candidíase disseminada, tais como cardíacas, renais, meníngeas, pulmonares, pancreáticas, hepatoesplénicas, osteoarticulares e neurológicas.

6.1 lesões da retina [144]

Podem ser observadas duas anomalias oculares metastáticas no decurso da candidemia. Uma é a endoftalmite com vitrite, que se apresenta geralmente como bolas fofas que se estendem para o corpo vítreo (Figura 16), e a outra é a coriorretinite, com anomalias limitadas às camadas coriorretinianas.

A extensão das lesões oculares depende da fase em que a candidemia é diagnosticada. Em primeiro lugar, as lesões são localizadas e, na ausência de tratamento antifúngico, ocorre uma endoftalmite completa. No entanto, o tratamento antifúngico limita as manifestações oculares e a progressão para endoftalmite é rara.

Até à data, as lesões da retina durante a candidaemia foram descritas em pequenas coortes de doentes. Apenas dois estudos investigaram as lesões oculares durante a candidaemia; os autores encontraram *Candida* na coriorretinite em 2% - 9% e na endoftalmite em 1% dos casos.

A candidíase ocular é tratada com injecções sistémicas ou intra-vítreas de um agente antifúngico, por vezes combinadas com vitrectomia. A anfotericina B sistémica e as equinocandinas não penetram bem no humor vítreo, enquanto o fluconazol e o voriconazol atingem concentrações vítreas entre 25% e 100% das suas concentrações séricas.

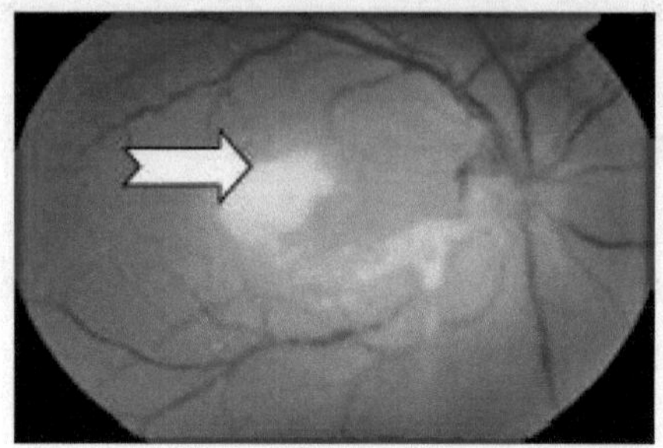

Figura. 16: Fundo de olho de endoftalmite *por Candida (*aspeto de bola fofa) [145]

6.2 Candidíase renal

De acordo com dados de autópsias, a pielonefrite *por Candida* é a consequência da candidemia originada por uma infeção distante e só é observada em doentes imunocomprometidos [146]. O envolvimento renal é observado em 80% dos casos de candidíase sistémica [147]. Em 1963, Hurley et al demonstraram experimentalmente que a presença de *Candida* no sangue conduz inevitavelmente à sua presença no rim [148].

O envolvimento renal começa com danos na cortical, que podem estender-se às papilas renais, causando lesões necróticas com a formação de micro-abscessos.

A formação de agregados fúngicos denominados "bolas de fungos" ou "bezoares" ocorreu no trato urinário na pélvis renal, no ureter e na bexiga [149,150] (Figura 17).

Clinicamente, a pielonefrite por cândida é idêntica à pielonefrite bacteriana e manifesta-se por febre, arrepios e dor lombar ou lombo-abdominal. Foram descritas formas sintomáticas menos frequentes: cólica renal, obstrução aguda [151], necrose papilar [152] e insuficiência renal.

O prognóstico é por vezes grave quando há envolvimento das papilas com supuração do parênquima renal.

Se não forem tratadas, podem surgir complicações, como microabscessos parenquimatosos (visíveis na TAC) que podem levar à insuficiência renal.

A candidíase está presente, mas não pode ser utilizada por si só como critério de diagnóstico. É difícil distinguir entre uma simples colonização e uma verdadeira infeção.

A infeção renal pode também ter uma origem retrógrada, favorecida pela existência de um cateter urinário ou de diabetes.

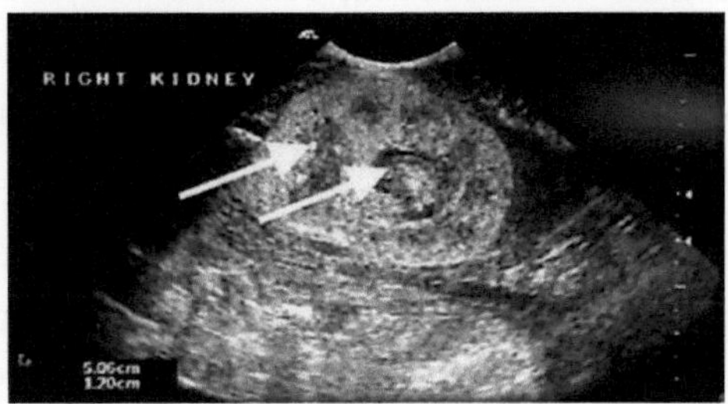

Figura. 17: Bolas de Fugus Renal (Bezoard) [153]

6.3 Candidíase do coração

A endocardite fúngica continua a ser a forma mais grave de endocardite infecciosa, sendo *a Candida albicans* responsável por 24 a 46% de todos os casos de endocardite fúngica e 3,4% de todos os casos de endocardite de válvulas protésicas, com uma taxa de mortalidade de cerca de 50% [154,155].

É muito difícil de diagnosticar e tratar [156]. O diagnóstico é geralmente efectuado post-mortem [157].

Os locais cardíacos afectados nos neonatos diferem significativamente dos adultos (válvula mitral ou aórtica), predominando a aurícula direita em 63% dos neonatos [158].

Os factores de risco mais comuns para o desenvolvimento de endocardite fúngica são Cirurgia anterior e uso de drogas intravenosas. Outros factores de risco incluem a nutrição parentérica, imunossupressão, anomalias cardíacas subjacentes, válvulas cardíacas protésicas, cateteres venosos centrais de demora, uso prolongado de antibióticos de largo espetro e cirurgia cardiovascular, progressão da síndrome mielodisplásica, uso de esteróides e drogas citotóxicas e transplante de medula óssea com terapia imunossupressora de alta dose [159].

Os sintomas são semelhantes aos da endocardite bacteriana, com febre, púrpura, esplenomegalia e sopro. Entretanto, o ecocardiograma mostra vegetações mais volumosas, responsáveis por embolias arteriais de extrema gravidade. Ellis et al. relataram que a sensibilidade das técnicas de ecocardiografia transtorácica e transoesofágica, especificamente voltadas para endocardite fúngica, atingiu 77% [160]. O ecocardiograma transtorácico fornece um diagnóstico preciso da endocardite fúngica, identificando 89% das vegetações. O exame histopatológico do tecido vegetativo revelou uma grande massa fúngica ao redor do local da vegetação, sem infiltração de células inflamatórias [161].

Estavam disponíveis métodos moleculares precisos para o diagnóstico de muitas infecções, que eram até três vezes mais sensíveis do que a coloração de Gram e a cultura. Badiee et al. referiram que a reação em cadeia da polimerase foi positiva em todas as amostras de tecido e em 10/11 amostras de sangue [154].

A Sociedade Europeia de Microbiologia Clínica e Doenças Infecciosas (ESCMID) recomenda que os doentes que sofrem de endocardite infecciosa e que são submetidos a tratamento cirúrgico recebam um tratamento antifúngico.

As moléculas utilizadas são a anfotericina B lipossómica durante uma semana ou a caspofungina durante 8 semanas, com ou sem flucitosina adicional, seguida de fluconazol [162].

A pericardite *por Candida* é uma doença rara mas grave que pode levar a uma sépsis grave, tamponamento e até à morte se não for diagnosticada e tratada a tempo. Os sinais clínicos são frequentemente subtis e inespecíficos. No entanto, qualquer febre inexplicada acompanhada de derrame pleural num doente com elevado risco de candidíase sistémica aponta para um diagnóstico [163].

A miocardite *por Candida* é raramente detectada antemortem. A sua incidência é, por conseguinte, mal conhecida. Pode ser uma extensão da endocardite ou pode ocorrer sob a forma de micro-abscessos disseminados no miocárdio durante uma forma sistémica.

6.4 Candidíase hepatoesplénica

A candidíase hepatoesplénica é a forma mais comum de candidíase crónica disseminada. [3] Ocorre tipicamente em doentes com neutropenia prolongada de mais de 10 dias e menos de 500 células/mm [164].

Clinicamente, a candidíase hepatoesplénica é fortemente sugerida pela febre persistente apesar da normalização dos níveis de neutrófilos. Podem estar associados outros sintomas inespecíficos, tais como dor abdominal, diarreia, sensibilidade, náuseas, vómitos e, por vezes, iterícia, que está presente em pelo menos um terço dos doentes [165]. Os níveis séricos de fosfatase alcalina são três vezes mais elevados do que outros testes de função hepática, nomeadamente as transaminases e a gama-glutamil transferase, que são menos sensíveis [165].

Na candidíase hepatoesplénica, as culturas de sangue são frequentemente negativas [165]. Uma possível explicação para o baixo rendimento das culturas de sangue pode ser a disseminação hematogénica limitada ao sistema venoso portal. Numa série de Itália, dois terços dos casos tinham biopsias *positivas para Candida* [165]. No entanto, a candidíase hepatoesplénica torna-se clinicamente aparente apenas com a resolução da neutropenia e trombocitopenia. Se for impossível comprovar a candidíase crónica disseminada através de provas microbiológicas, podemos realizar uma biopsia de rotina. A imagiologia é particularmente importante na definição de uma provável candidíase hepatoesplénica [166].

A candidíase hepatoesplénica raramente é detectada por tomografia computorizada (TC) ou ressonância magnética (RM) antes da reconstituição da medula óssea e da recuperação da neutropenia [167]. A fase mais sensível da TC é a fase aguda ou arterial dominante, 25-35 segundos após a injeção de contraste, que mostra um bordo hiperdenso em torno de um centro hipodenso em "olho de boi" (Figura 18). Na fase venosa portal, ou seja, 60-80 segundos após a injeção, podem aparecer microabscessos sob a forma de lesões hipodensas com um tamanho $\leq$ 1 cm (Figura 19).

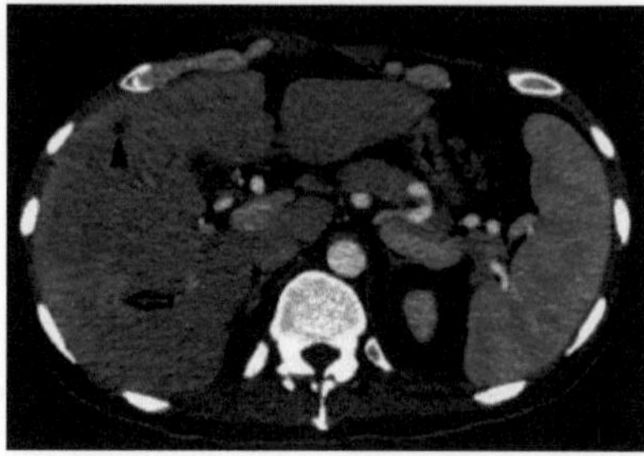

Figura. 18: Tomografia computorizada abdominal na fase de contraste arterial mostrando um bordo hiperdenso em torno de um centro hipodenso em "olho de boi" [164].

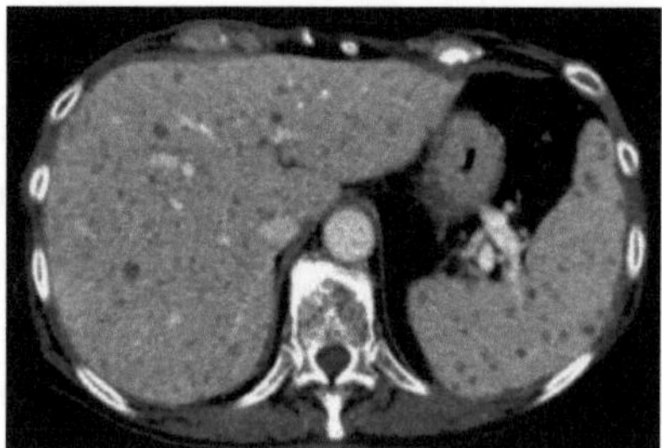

Figura. 19: TAC abdominal na fase venosa portal com múltiplas lesões hipodensas no fígado e baço (micro abcessos) [164]

6.5 Candidíase peritoneal

A candidíase peritoneal é relativamente rara em comparação com a peritonite bacteriana, que está associada a uma morbilidade e mortalidade significativas [168]. De acordo com algumas séries recentes, 3 a 6% dos episódios de peritonite relacionada com a diálise são causados por *Candida* [168,169].

A peritonite *por Candida* está associada a taxas significativamente mais elevadas de hospitalização e de transferência para hemodiálise permanente [170]. Episódios anteriores de peritonite bacteriana com terapia antibacteriana de largo espetro são um fator de risco para a candidíase peritoneal.

O quadro clínico é atípico e o organismo infetante pode ser difícil de isolar. Ao contrário de outras formas de candidíase profunda, a disseminação é claramente pouco frequente. Suspeita-se fortemente de candidíase peritoneal quando um doente tratado para peritonite bacteriana não responde à terapêutica antibacteriana no prazo de 3 a 4 dias. O dialisado peritoneal contém tipicamente células polinucleares de neutrófilos, mas por vezes predominam os linfócitos. A coloração de Gram do dialisado pode revelar o microrganismo envolvido. Muitos relatórios clínicos salientam a importância da remoção do cateter para a recuperação [168, 169,170].

A instilação intraperitoneal de anfotericina B já não é recomendada, uma vez que está associada a peritonite química e ao desenvolvimento de fibrose peritoneal. Os regimes antifúngicos são semelhantes aos recomendados para a candidaemia [171].

6.6 Candidíase biliar

Esta infeção é geralmente diagnosticada após cirurgia ou procedimentos invasivos do trato biliar. Numa série de 123 pacientes consecutivos submetidos a colangiopancreatografia retrógrada endoscópica por várias indicações, *Candida* foi encontrada em 44% das amostras de bílis [172]. Outra apresentação é a colecistite alitiásica em pacientes criticamente doentes ou imunocomprometidos com candidíase disseminada, uma condição associada a alta mortalidade [173].

Embora o isolamento de *Candida* a partir de fontes biliares não constitua prova suficiente de um papel patogénico, o organismo tem sido implicado na colecistite aguda, incluindo colecistite gangrenosa e colangite. A colangite *por Candida* foi registada em doentes com obstrução biliar e maligna dos canais biliares.

6.7 Candidíase pancreática

A candidíase pancreática é responsável por 5-68% da pancreatite grave [174, 175,176]. Está mais frequentemente associada a hospitalização prolongada, falência de múltiplos órgãos e aumento da mortalidade em doentes com pancreatite grave [175,176].

A candidíase pancreática é frequentemente uma complicação de uma lesão ou cirurgia pancreática. A colocação prolongada de dispositivos de demora para recolha de fluidos pancreáticos aumenta ainda mais o risco. As provas da importância da *Candida* nos processos de infeção pancreática continuam a aumentar. A presença de *Candida* em culturas pancreáticas, particularmente em drenos ou em flora mista, tem sido frequentemente negligenciada. No entanto, o isolamento do organismo a partir de tecido necrótico pancreático deve ser geralmente considerado significativo [174,175].

O diagnóstico é feito através da cultura de amostras obtidas de necrose pancreática ou peripancreática, abcessos e pseudoquistos obtidos durante a cirurgia, necrosectomia endoscópica ou aspiração guiada por cateter. Em última análise, a confirmação histopatológica da invasão dos tecidos é a única prova convincente de candidíase pancreática.

A drenagem e o desbridamento da necrose infetada são importantes para a erradicação da *Candida* de tecidos pouco perfundidos, onde os agentes antifúngicos podem não atingir níveis terapêuticos. A drenagem de pequenos abcessos ou pseudoquistos infectados com *Candida* tem sido eficaz em alguns casos. A terapêutica antifúngica sistémica deve ser iniciada precocemente no decurso da doença.

Foi relatada uma associação clara entre a morte e a falta de tratamento antifúngico numa série de 13 doentes com pancreatite necrosante aguda e infeção pancreática por *Candida* [176].

6.8 Candidíase pulmonar

As leveduras do género *Candida* podem infetar o pulmão por duas vias: por aspiração de secreções orofaríngeas infectadas (pneumonite primária) ou por invasão direta durante uma septicemia (pneumonite secundária).

As amostras pulmonares *positivas para Candida* não distinguem a colonização da infeção broncopulmonar nosocomial.

Numerosos estudos descreveram a pneumonia *por Candida* nosocomial numa variedade de circunstâncias. Em 1995, o estudo EPIC, um estudo de prevalência de infeção nosocomial em unidades de cuidados intensivos, relatou uma taxa de 46,9% de pneumopatias, 14% das quais estavam relacionadas com leveduras, principalmente do género *Candida* [92]. A pneumonia nosocomial *por Candida* também foi relatada em diabéticos e alcoólicos, pacientes nos quais a colonização oral e faríngea com leveduras é frequentemente encontrada [177,178].

Nestes doentes, os critérios de diagnóstico da pneumonia *por Candida* são os habitualmente utilizados, ou seja, aspiração traqueal ou zaragatoas distais protegidas que excedam os limiares de positividade. A presença conjunta de imunodepressão, hospitalização em cuidados intensivos ou cuidados pós-operatórios é um fator de risco para a pneumonia nosocomial. A pneumonia *por Candida* em doentes oncológicos submetidos a quimioterapia, doentes transplantados de órgãos e doentes infectados pelo VIH é um marcador de defesas imunitárias gravemente comprometidas e de uma suscetibilidade particular a infecções oportunistas [179].

Os sintomas são atípicos e podem incluir febre, polipneia, tosse com expetoração e, por vezes, dor torácica [179].

A pneumonite secundária à disseminação hematogénica apresenta-se como um envolvimento parenquimatoso difuso, mas os sintomas clínicos são geralmente mascarados pelas outras manifestações da candidíase invasiva.

O diagnóstico é muito difícil; raramente é confirmado antemortem, o exame radiológico não tem especificidade e a positividade da lavagem alveolar não tem valor real. A biopsia é o único critério de diagnóstico a ter em consideração [179].

6.9 Candidíase cerebrospinal

A infeção das meninges *por Candida* é a infeção mais comum do sistema nervoso central (SNC). No entanto, os abcessos intracranianos podem ocorrer isoladamente ou em associação com a meningite [180,181].

Os abcessos são geralmente pequenos e múltiplos microabcessos associados à infeção disseminada em hospedeiros imunocomprometidos [181].

A meningite *por Candida* pode aparecer como uma manifestação de candidíase disseminada, que ocorre mais frequentemente em recém-nascidos prematuros, na presença de dispositivos de drenagem ventricular [182]. A disseminação hematogénica de *Candida* pode ocorrer no momento da craniotomia (ou através de um shunt ventricular). Clinicamente, pode ser observada uma síndrome meníngea clássica, mas o diagnóstico permanece difícil porque as alterações na citologia e na química do líquido cefalorraquidiano (LCR) não são constantes. Mais frequentemente, verifica-se uma pleocitose com predomínio de linfócitos, um aumento das proteínas e uma hipoglicorraquia moderada. O isolamento de *Candida* por cultura raramente é positivo.

6.10 Candidíase osteo-articular

As infecções osteoarticulares *por Candida* são mais frequentemente devidas à sementeira hematogénica da articulação ou do osso em doentes com candidaemia.

As áreas mais frequentemente infectadas durante um episódio de candidaemia em adultos são os discos intervertebrais e as articulações do joelho.

A inoculação exógena também pode levar à infeção após um traumatismo ou no momento da injeção intra-articular (mais frequentemente no joelho) ou da implantação de uma prótese [183].

7 DIAGNÓSTICO BIOLÓGICO

A candidíase invasiva continua a ser uma infeção grave com uma elevada taxa de mortalidade, apesar da disponibilidade de novos agentes antifúngicos. Esta taxa de mortalidade deve-se em grande parte à dificuldade de efetuar um diagnóstico precoce e, por conseguinte, de instituir um tratamento precoce.

O diagnóstico biológico da candidíase invasiva baseia-se, em primeiro lugar, no exame direto de produtos biológicos, para identificar a presença de leveduras em brotamento com ou sem a forma micelial de *Candida.* Ao mesmo tempo, será efectuada uma cultura em meio(s) específico(s) para isolar o microrganismo. Posteriormente, será necessário identificar com exatidão a espécie de *Candida* envolvida, utilizando técnicas convencionais (testes bioquímicos e imunológicos) ou novas tecnologias (biologia molecular).

As técnicas indirectas (testes de anticorpos e antigénios) são muito úteis para o diagnóstico da candidíase invasiva.

O estudo da sensibilidade aos agentes antifúngicos só será considerado em determinadas circunstâncias (infecções profundas ou recorrentes, exposição prévia a agentes antifúngicos azólicos).

7.1 Diagnóstico e identificação diretos

O diagnóstico micológico da candidíase começa com o exame direto da amostra, quer seja superficial ou profunda, seguido de uma cultura para isolar o germe ou germes presentes. As colónias de leveduras isoladas podem então ser identificadas com base em critérios morfológicos, imunológicos, bioquímicos e, se necessário, genotípicos [184, 185, 186].

7.1.1 Retiradas

O diagnóstico de uma micose depende da recolha de uma amostra de qualidade, em quantidade suficiente e num recipiente esterilizado. A amostra deve ser enviada imediatamente para o laboratório; caso contrário, é armazenada a +4°C. As amostras mucocutâneas devem ser colhidas, de preferência, pelo próprio biólogo e à distância de qualquer tratamento antifúngico local ou geral.

7.1.2 Exame direto

O exame direto (ED), a primeira etapa no laboratório, permite fazer rapidamente o diagnóstico e iniciar o tratamento. Consiste na pesquisa de leveduras em brotamento, com ou sem filamentos.

O exame direto é efectuado quer diretamente no estado fresco, através da montagem num líquido não corado (água destilada ou água fisiológica esterilizada), quer utilizando um corante que permita uma melhor visualização dos blastoconídios: lugol a 2%, azul de toluidina, azul de lactofenol, negro de clorazol ou vermelho de congo.

As amostras de locais profundos (líquido de lavagem broncoalveolar (BALF), líquido pleural, líquido articular, biópsias de tecidos, etc.) são espalhadas em lâminas. Os esfregaços são fixados com calor ou álcool, depois corados com May-Grunwald-Giemsa (MGG) ou tratados com impregnação de prata (técnicas de Gomori-Grocott ou Musto).

O exame anatomopatológico é essencial para o diagnóstico de micoses profundas. As colorações utilizadas são: ácido periódico de Schiff (PAS), impregnação com prata de Gomori-Grocott e hemateína-eosina-safran (HES).

7.1.3 Culturas

As leveduras do género *Candida* não são muito exigentes e o meio de ágar de Sabouraud suplementado com cloranfenicol e/ou gentamicina mais ciclohexímida (Actidione) é tradicionalmente o mais utilizado. As placas de Petri oferecem uma área de superfície maior para inoculação do que os tubos. No entanto, existe um maior risco de contaminação por esporos de fungos filamentosos transportados pelo ar e os meios secam mais rapidamente. A incubação tem lugar a 37°C. O período de incubação depende do tipo de amostra. Um período de incubação de 24 a 72 horas é geralmente suficiente para isolar a maioria das bactérias *Candida*, mas pode ser tão longo como uma a quatro semanas.

As colónias *de Candida* aparecem após 24 a 48 horas de incubação a 37°C e medem alguns milímetros de diâmetro. A sua superfície é lisa, brilhante e lustrosa.

Utilizam-se outros meios de cultura, aos quais se adicionam substâncias cromogénicas, que conferem às colónias que aí se desenvolvem uma coloração particular, que varia consoante a espécie. Na maioria dos casos, esta coloração baseia-se na deteção da atividade enzimática do tipo hexosaminidase (N-acetil-α-D-galactosaminidase).

Todos estes ambientes permitem, pelo menos, identificar diretamente :

- *Candida albicans*, com colónias de coloração azul (Candida ID® 2, bioMerieux) (Candichrom®, ELITech Microbio; ChromID®, bioMerieux), verde (CHROMagar® Candida, Becton-Dickinson; OCCA®, Oxoid) ou rosa-violeta (CandiSelect® 4, Bio-Rad).
- *C. dubliniensis* desenvolve uma coloração muito semelhante à de *C. albicans* nestes diferentes meios. São então necessários testes específicos para diferenciar estas duas espécies.
- *C. tropicalis, C. glabrata* e *C. krusei* formam colónias azuis de aspeto diferente no meio CandiSelect® 4.
- *C. tropicalis, C. lusitaniae* e *C. kefyr* formam colónias cor-de-rosa em Candida ID®2
- *C tropicalis* forma colónias azuladas em meio OCCA®.
- Colónias cor-de-rosa irregulares *de C. krusei* em meio OCCA®.
- Em CHROMagar® Candida, *C. tropicalis* forma colónias azuis metálicas e C. krusei colónias rosa pálido bastante rugosas.

O meio CHROMagar® (Figura 20) oferece, por conseguinte, o espetro mais amplo para a identificação direta de colónias [187].

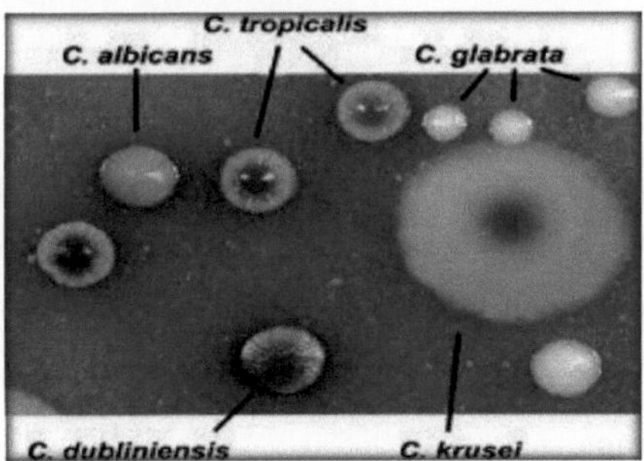

Figura. 20: Aspeto de diferentes espécies de *Candida* no meio CHROMagar Candida [188].

A Candida albicans apresenta uma fluorescência azulada quando cultivada em meio Fluoroplate® Candida (Merck), sendo as colónias observadas sob luz ultravioleta a 366 nm [189]. A necessidade de equipamento específico limita a utilização deste meio.

7.1.4 Culturas de sangue

Para as hemoculturas, é preferível utilizar um meio específico que favoreça o crescimento fúngico (Bactec® IC/F Mycosis, Becton-Dickinson), bem como um sistema de leitura automática baseado na medição do CO2 libertado durante o crescimento da levedura (Bactec®, Becton-Dickinson; BacT/ALERT®, bioMerieux). A deteção do crescimento fúngico baseia-se em medições automáticas colorimétricas (BacT/ALERT®) ou fluormétricas (Bactec®); a utilização prévia do sistema Isolator® (lise-centrifugação) encurta o tempo entre a inoculação e a deteção do crescimento fúngico [190].

De acordo com a ESCMID, o número total de hemoculturas recomendado é de 3, com um volume total de 40-60 ml para adultos, dividido em 3 frascos aeróbios e 3 frascos anaeróbios com 10 ml cada. As hemoculturas devem ser efectuadas sucessivamente (30 min) em locais diferentes. Tempo de incubação 2-5 dias [162].

No caso de um resultado positivo, é necessário efetuar uma subcultura em meio padrão e/ou cromogénico para identificar o fungo e determinar a sua sensibilidade aos agentes antifúngicos.
e/ou meios cromogénicos para identificar o fungo e determinar a sua sensibilidade aos agentes antifúngicos.

7.1.5 Identificação

Na prática atual, a identificação das diferentes espécies de *Candida* baseia-se em caraterísticas morfológicas, fisiológicas e, mais recentemente, imunológicas [185]. A espetrometria de massa e a biologia molecular, embora promissoras, são atualmente utilizadas apenas por centros especializados e equipas de investigação.

7.1.5.1 *Candida albicans*

A Candida albicans é a espécie mais frequentemente isolada e considerada a mais virulenta. Historicamente, foram desenvolvidos vários testes na década de 1960-1970 que, na altura, representavam métodos de referência [191, 192].

Estes são :

➢ Teste de blastese (germinação ou filamentação)

- Realizado através da incubação do isolado durante 3 a 4 horas em soro a 35-37°C. *A Candida albicans* é então identificada pela produção de um tubo germinativo fino de diâmetro uniforme, sem constrição na sua base, que emerge da célula-mãe.

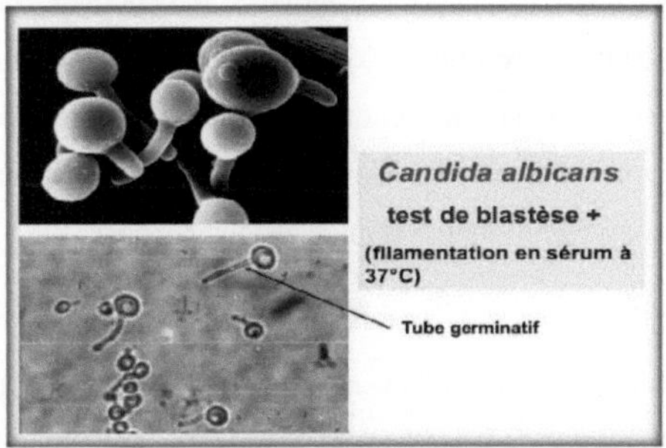

Figura. 21: Teste de jato positivo (Filamentação) (*Candida albicans*) [193]

➢ **Teste de clamidossporulação**

Com base numa cultura de 24 a 48 horas a 25-28°C do isolado de estrias profundas em meio PCB (batata, cenoura, bílis) ou RAT (arroz, ágar, tween 80). *A Candida albicans* é identificada pela produção de clamidósporos, estruturas arredondadas com 10 a 15µm de diâmetro e uma parede espessa (aspeto de contorno duplo) produzidas isoladamente ou em grupos na extremidade do pseudomicílio.

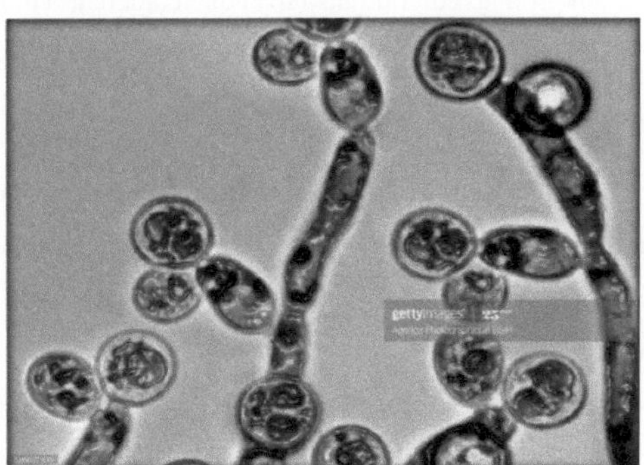

Figura. 22: Teste de clamidossporulação positivo [194]

Por outro lado, estes dois testes não permitem uma verdadeira diferenciação entre *Candida dubliniensis* e *Candida albicans* e foram vantajosamente substituídos por testes mais rápidos e/ou específicos da espécie.

- **Teste imunológico**

O Bichrolatex®albicans (Fumouze Diagnostics) baseia-se no princípio da coaglutinação numa lâmina de partículas de látex coloridas sensibilizadas por um anticorpo monoclonal que reconhece um antigénio parietal *de C. albicans* [195]. Um teste positivo resulta no aparecimento de aglutinados vermelhos num fundo verde; as colónias recentemente isoladas são identificadas em poucos minutos como *C. albicans* ou *C. dubliniensis*. A diferenciação entre estas duas espécies baseia-se então num segundo dispositivo, o bichrodubli® (Fumouze Diagnostics) [196].

- **Teste metabólico**

Existem atualmente três dispositivos no mercado: Murex C. albicans® (Murex Diagnostics), Albicans-Sure® (Clinical Standards Laboratories) e BactiCard Candida® (Remel CO). Todos os três testes envolvem a deteção da atividade dupla da β-galactosaminidase e da L-prolina aminopeptidase, que é positiva apenas para colónias *de C. albicans* [197].

7.1.5.2 Espécies *não albicans*

- **Redução dos sais de tetrazólio**

Esta técnica baseia-se na redução do cloreto de 2,3,5-trifeniltetrazólio, incorporado no meio de cultura, a um produto colorido insolúvel que confere às colónias *de Candida* uma cor que varia entre o branco e o vermelho, consoante a espécie.

- **Testes imunológicos**

Estes testes são realizados em colónias isoladas e dão um resultado em poucos minutos. Mais uma vez, são utilizados reagentes de aglutinação de partículas de látex, como o Krusei color® para o *C. krusei* e o Bichrodubli® para o *C. dubliniensis* (Fumouze Diagnostics) [196,198].

- **Testes enzimáticos**

O teste Glabrata RTT® (Fumouze Diagnostics) identifica especificamente colónias *de Candida glabrata* [199]. Este teste baseia-se na capacidade da *Candida glabrata* para hidrolisar a trealose e não a maltose. Utiliza uma glucose oxidase para identificar a glucose formada a partir de cada um destes dois hidratos de carbono. O resultado é obtido em 15 minutos.

- **Testes bioquímicos**

Existe uma grande variedade de galerias no mercado. A grande maioria baseia-se no estudo da assimilação dos hidratos de carbono (auxanograma) e da fermentação (zimograma).

[200].

7.1.6 Determinação da sensibilidade aos agentes antifúngicos

O teste de suscetibilidade antifúngica é utilizado para estudar a suscetibilidade de estirpes isoladas aos vários agentes antifúngicos disponíveis, com concentrações inibitórias mínimas (CIM) determinadas sempre que possível. Pode ser utilizado para orientar a terapêutica antifúngica, mas também para monitorizar o aparecimento de estirpes resistentes.

Existem duas técnicas de referência: CLSI (Clinical and Laboratory Standards Institute) e EUCAST (European Committee on Anti-microbial Susceptibility). Como estes métodos não estão disponíveis comercialmente, só são efectuados por centros de referência. A técnica europeia, desenvolvida após a técnica americana, foi concebida para normalizar a leitura dos resultados (medição espectrofotométrica em vez de leitura visual) e para encurtar o tempo de leitura (24 em vez de 48 horas) [201].

Um teste comummente utilizado (**Etest®**) é um método de tiras antifúngicas. O verso das tiras é impregnado com um gradiente exponencial contínuo de agente antifúngico; a parte da frente é graduada, representando uma escala de concentrações que permite a leitura de uma CIM (µg/ml). Esta técnica apareceu pela primeira vez na década de 1990 e foi inicialmente utilizada como técnica de teste de suscetibilidade a antibióticos, antes de ser rapidamente adaptada aos agentes antifúngicos [201].

7.2 Diagnóstico indireto

As hemoculturas fúngicas têm uma sensibilidade baixa (50%) e, por conseguinte, um baixo rendimento. Atualmente, estão a ser desenvolvidos métodos imunológicos para detetar marcadores de infeção fúngica invasiva, tais como anticorpos séricos ou antigénios circulantes, que são frequentemente utilizados em conjunto com outros testes.

7.2.1 Pesquisa de anticorpos séricos *anti-Candida*

As diferentes técnicas utilizam antigénios solúveis (HAI, IEP, ES, ELISA) ou antigénios figurados (IFI). Tradicionalmente, é feita uma distinção entre técnicas de rastreio (IFI, HAI e ELISA) e técnicas de confirmação (IEP, ES). A positividade de uma técnica de rastreio deve ser verificada por uma técnica de confirmação. Recomenda-se igualmente a combinação de pelo menos duas técnicas.

Os testes atualmente disponíveis no mercado são enumerados a seguir:

- A imunofluorescência indireta (IFI) utiliza blastosporos de C. albicans, que são depositados em lâminas de vidro prontas a utilizar (Candida-Spot IF®, bioMerieux).
- A hemaglutinação indireta (HAI) detecta anticorpos IgG ou IgM (Candidose Fumouze®, Fumouze Diagnostics).
- Testes ELISA para deteção de anticorpos contra mananos parietais (Platelia® Candida Ab (Bio-Rad); Serion® ELISA classic Candida albicans IgG/IgM/IgA, (Virion/Serion).
- A imunoeletroforese (IEP) e a electrossinérise (ES) detectam anticorpos precipitantes (antigénios de C. albicans, Bio-Rad) e fornecem uma avaliação semi-quantitativa (número de arcos e intensidade). Desta forma, é possível avaliar as alterações do título de anticorpos de um doente, fazendo migrar diferentes soros lado a lado com um soro de referência.

A serologia da candidíase parece ter um valor limitado em doentes imunocomprometidos. Os doentes que apresentem neutropenia devem ser monitorizados serologicamente a partir do momento da admissão, para além de serem testados para antigénios circulantes. A utilização óptima dos testes requer a determinação quinzenal dos títulos de anticorpos e a monitorização dos títulos ao longo do curso da infeção.

Outras técnicas baseiam-se na deteção de anticorpos dirigidos contra antigénios miceliais presentes na candidíase invasiva, anticorpos anti-vacuolar enolase de 48 kDa ou anticorpos dirigidos contra a subunidade de 47 kDa da proteína de choque térmico 90. Baseados no princípio Western-Blot, estão reservados aos laboratórios de investigação.

7.2.2 Pesquisa de antigénios circulantes

Podem ser testados vários antigénios no soro e noutros fluidos biológicos (urina, líquido cefalorraquidiano, líquido de lavagem broncoalveolar).

7.2.2.1 D-arabinitol

O D-arabinitol, quer seja medido na urina ou no soro, demonstrou ser um marcador interessante de candidíase profunda [202]. É uma pentose produzida por todas as espécies de *Candida*, exceto *C. glabrata* e *C. krusei.*

7.2.2.2 Mannans

Os mananos são os principais antigénios da parede celular *da Candida.* Existem atualmente três testes no mercado:

- Teste Pastorex® Candida (Bio-Rad)
- Kit Platelia® Candida Ag (Bio-Rad)
- Teste Serion ELISA antigénio Candida® (Virion/Serion)

Em casos de candidíase invasiva, os antigénios de manano podem ser positivos vários dias antes do isolamento de *Candida* a partir de uma amostra de local estéril. No entanto, este polissacárido só é encontrado transitoriamente no soro. Isto significa que é necessária uma monitorização serológica regular dos doentes em risco, com recolha repetida de amostras, uma vez que os antigénios de manano se encontram transitoriamente no sangue. A deteção combinada de anticorpos anti-manano e de manano circulante, combinada com a colheita repetida de amostras, é uma abordagem que demonstrou o seu valor em termos de sensibilidade e de diagnóstico precoce [203].

7.2.2.3 B (1,3) - D glucanos

Os β(1,3)-D glucanos são polissacáridos que, juntamente com a quitina, constituem os principais componentes da parede *da Candida*. No coração da candidíase sistémica, são detectáveis em média 10 dias antes do aparecimento dos primeiros sinais clínicos.

A deteção de β(1,3)-D glucanos foi incluída nos novos critérios de diagnóstico da EORTC (organização europeia para a investigação e o tratamento do cancro) em 2008, mas a experiência com estes testes é ainda limitada. A fim de aumentar a sensibilidade do diagnóstico, alguns autores recomendam a combinação da deteção destes marcadores fúngicos com a deteção de mananos, ou mesmo com a biologia molecular [204].

7.3 As vantagens da biologia molecular

As técnicas de biologia molecular (PCR) podem ser utilizadas para diagnosticar, identificar ou tipar estirpes. Ao contrário da pesquisa de anticorpos específicos, o estado imunitário do doente não é tido em conta.

A PCR é utilizada para amplificar sequências de ADN. Teoricamente, também pode ser utilizada para o diagnóstico precoce, substituindo a necessidade de hemoculturas, com elevada sensibilidade e especificidade.

As técnicas de PCR em tempo real desenvolveram-se consideravelmente nos últimos anos. Permitem a deteção e a análise simultânea, quantitativa e qualitativa, do ADN amplificado. Dois sistemas automatizados, amplamente utilizados em bacteriologia e virologia, o TaqMan® (Perkin-Elmer, Applied Biosystems) e o Lightcycler® (Roche Molecular Systems), permitem atualmente este tipo de análise [205].

A combinação de um par de iniciadores universais e de vários pares de iniciadores ou sondas específicos permite a deteção simultânea de várias espécies na mesma amostra.

A PCR aninhada é comparável em termos de desempenho à PCR convencional. O princípio consiste em utilizar primeiro um par de iniciadores "externos" e, em seguida, um par de iniciadores "internos" neste produto de amplificação, frequentemente de pequena dimensão. Isto evita a hibridação num local diferente do alvo, aumentando assim a especificidade da análise, especialmente porque o número de ciclos é mais elevado.

7.4 Critérios de diagnóstico da Organização Europeia para a Investigação e Tratamento do Cancro (EORTC) [166]

A classificação dos episódios infecciosos de candidíase sistémica baseia-se, em particular, nas definições revistas em 2008 pela Organização Europeia para a Investigação e Tratamento do Cancro/Grupo Cooperativo de Infecções Fúngicas Invasivas e pelo Grupo de Estudo das Micoses do Instituto Nacional de Alergia e Doenças Infecciosas (EORTC/MSG).

O comité de revisão da EORTC está a rever as definições a fim de normalizar a inclusão de doentes em ensaios clínicos. Em função do seu grau de probabilidade, as micoses invasivas são classificadas como infecções comprovadas, prováveis ou possíveis. Regra geral, diz-se que as infecções são comprovadas quando a cultura de um local considerado estéril revela um micromicete e os achados clínicos e/ou imagiológicos apoiam este diagnóstico. A distinção entre infecções prováveis e possíveis é feita pela ausência de provas micológicas (cultura de um local aberto, presença de anticorpos e antigénios específicos) no caso de infecções possíveis. Para as duas últimas formas, é necessário um fator de suscetibilidade do hospedeiro e sinais clínicos favoráveis. No entanto, na prática clínica, esta classificação não deve ser utilizada como uma regra absoluta e rigorosa para efetuar ou excluir um diagnóstico de micoses invasivas. De facto, apresenta algumas limitações, como o facto de não ter em conta as particularidades associadas à imunodepressão ou aos doentes internados em cuidados intensivos.

8 TRATAMENTO DA CANDIDÍASE SISTÉMICA

8.1 Introdução

A incidência de candidíase invasiva tem aumentado muito nos últimos anos, especialmente em doentes frágeis, devido a vários factores, incluindo a utilização crescente de tratamentos imunossupressores em transplantes e doenças auto-imunes, a utilização de quimioterapia aplasiante e a proliferação de procedimentos invasivos.

A terapia antifúngica continua a ser muito dispendiosa e, para resolver este problema, é necessário respeitar a utilização correta deste tratamento e controlar o seu custo [206,207].

8.2 HISTÓRIA

O primeiro agente antifúngico utilizado foi a griseofulvina, descoberta em 1939, seguida em 1951 pela família dos polienos com a nistatina e a anfotericina. Em 1957, foi descoberta a 5-fluorocitosina e, um ano mais tarde, surgiu a classe dos azóis com o miconazol e o econazol. Só um quarto de século mais tarde é que surgiram novos produtos: o cetoconazol (1983), o grupo dos triazóis com o fluconazol em 1990 e o itraconazol em 1993. Posteriormente, foram comercializadas novas formas galénicas de anfotericina B: complexos fosfolípidos (1997) e formas lipossómicas (1998), que melhoraram a tolerância renal e permitiram a administração de doses mais elevadas deste princípio ativo. Em 2001, uma nova classe de agentes antifúngicos foi acrescentada ao arsenal terapêutico: as equinocandinas, três compostos atualmente disponíveis: a caspofungina, a anidulafungina e a micafungina [208]. Finalmente, em 2002, foi comercializado um novo triazol, o voriconazol [209] e, em 2006, o posaconazol [210].

Novos triazóis, como o ravuconazol e o isavuconazol, encontram-se atualmente numa fase avançada de desenvolvimento.

8.3 ESTRUTURA E MECANISMOS DE ACÇÃO

8.3.1 Anfotericina B

A anfotericina B é um fungicida derivado da cultura de um fungo (Streptomyces nodosus), um actinomiceto do solo [211]. Tem uma estrutura complexa com 2 pólos, um hidrofílico e outro hidrofóbico.

O mecanismo de ação da anfotericina B consiste na dimerização da molécula, o que lhe permite expor os seus pólos hidrofóbicos. Este dímero tem uma forte afinidade com o ergosterol, um constituinte essencial da membrana fúngica, o que lhe permite incorporar-se nesta membrana. Forma assim canais que libertam a água e os iões aprisionados na célula fúngica, induzindo a sua lise (figura 23).

Existem várias formulações: uma formulação de desoxicolato e 3 formulações lipídicas para limitar a toxicidade e melhorar a tolerância.

8.3.2 Análogos de nucleótidos

A 5-fluorocitosina (5-FC) é uma pirimidina fluorada convertida em 5-fluorouracilo após penetração na célula fúngica por uma enzima citoplasmática fúngica, a citosina desaminase. O fluorouracilo é então incorporado no ARN em vez do uracilo, alterando assim a codificação das proteínas fúngicas (Figura 23). A sua biodisponibilidade e difusão são excelentes, incluindo no líquido cefalorraquidiano.

8.3.3 Les Azolés

Todos os azóis têm o mesmo mecanismo de ação. Inibem a enzima lanosterol 14α-demetilase dependente do CYTP450, que catalisa uma fase essencial da biossíntese do ergosterol a partir do lanosterol, um composto essencial para manter a integridade da membrana fúngica. Esta enzima não está presente nos seres humanos, o que explica a especificidade dos Azoles para a membrana fúngica (Figura 23).

8.3.4 Caspofungina

A caspofungina é um lipopeptídeo da família das equinocandinas, derivado da fermentação de um fungo: Glarea lozoyensis. Inibe a síntese de β (1,3) D-glucano na parede celular de fungos como *a Candida* e o Aspergillus. A inibição da enzima B (1,3) D-glucano sintetase representa, portanto, um mecanismo de ação distinto dos outros antifúngicos (polienos e azóis), uma vez que se localiza na parede celular dos fungos e não na membrana fúngica. Este modo de ação diferente abrirá caminho para tratamentos antifúngicos combinados, uma vez que os espectros de ação dos agentes antifúngicos se sobrepõem frequentemente, como veremos mais adiante (Figura 23).

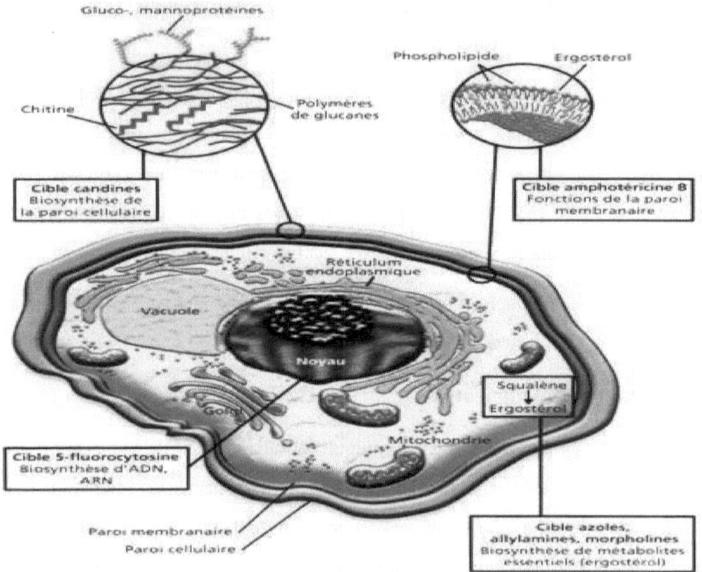

Figura. 23: Alvos celulares das famílias de antifúngicos [7].

8.4 ESPECTRO DE ACÇÃO

As sensibilidades in vitro dos principais agentes antifúngicos contra as principais espécies de *Candida* estão enumeradas no Quadro III [212].

Como já dissemos, os agentes antifúngicos actuais têm como alvo a parede ou a membrana do fungo. Esta ação deve, portanto, ser específica. No entanto, o espetro dos agentes antifúngicos varia consoante a família, indo do mais amplo ao mais restrito.

A anfotericina B é um potente agente antifúngico de largo espetro, incluindo os zigomicetas, e continua a ser o antifúngico sistémico de eleição. O seu principal inconveniente é a sua toxicidade renal, especialmente na forma de desoxicolato. As formulações lipídicas desta molécula, o liposamal AmB (Ambisome®) e o lipid AmB

(Abelcet®), foram desenvolvidas para reduzir esta nefrotoxicidade e são mais bem toleradas.

Tabela. III: Espectro dos agentes antifúngicos

	AmB	Fluco	Itraco	Vorico	Posaco	Caspo
C albicans	S	S	S	S	NE	S
C glabrata	S/I	SDD/R	SDD/R	S/ ?	NE	S
Cparapsilose	S	S	S	S	NE	S/ ?
C tropicalis	S	SDD/S	S	S	NE	S
C krusei	S/I	R	SDD/RS	S	NE	S
C luisitaniae	S/R	S	S	S	NE	S
A fumigatus	S	R	S/R	S	S	S/R
A flavus	S	R	S	S	S	S
A terreus	S	R	S	S	S	SR

[Hochart S et al. Antifúngicos sistémicos: Parte 1: elementos farmacêuticos. Le Pharmacien Hospitalier . Volume 43, Número 173, junho de 2008, Páginas 103-109]

S: sensível, **I**: intermédio, **R**: resistente, **SDD**: sensibilidade dependente da dose, **S/?** Foram descritos alguns casos de resistência, **S/R**: sensibilidade variável consoante a espécie ou a estirpe, **NE**: não avaliado.

Flucitocina (5-FC): fungistático, ativo na maioria das *Candida. Contudo,* 30% das estirpes *de C tropicalis e C krusei* são resistentes.

O fluconazol, o primeiro dos triazóis, inclui *C. albicans, C. tropicalis* e *C. parapsilosis* no seu espetro. Não é muito ativo na *C. glabrata* e são frequentemente necessárias doses de 800 mg para tratar esta espécie.

O fluconazol não é ativo contra *C. krusei*. Algumas estirpes de *C. albicans* são resistentes ao fluconazol.

O itraconazol (Sporanox®) tem um espetro antifúngico semelhante ao do fluconazol contra as espécies de *Candida*.

O voriconazol (Vfend®) é o primeiro de uma nova geração de derivados triazólicos. É intrinsecamente mais ativo do que o fluconazol contra estirpes *de Candida*, com CIMs 4 a 16 vezes inferiores, e é ativo contra *Candida glabrata* e *Candida krusei*. A sua utilização na profilaxia levou recentemente ao aparecimento de infecções graves por estes fungos em doentes imunocomprometidos [213].

O posaconazol (Noxafil®), o último triazol a ser comercializado, tem ainda um espetro mal definido no que diz respeito ao género *Candida*.

A caspofungina é uma equinocandina com atividade fungicida contra uma grande variedade de agentes patogénicos, incluindo espécies de *Candida*. É ativa contra variedades *de Candida albicans* sensíveis ou resistentes ao Fluconazol. No entanto, é menos ativa do que a anfotericina B contra estirpes de *C. parapsilosis* [214].

8.5 FORMAS GALÉNICAS E DOSES COMERCIALIZADAS

8.5.1 Anfotericina B

A anfotericina é comercializada em três formas galénicas diferentes (Tab. 4):

- Solução micelar de desoxicolato (Fungizone®) para uso oral, intravenoso e respiratório.
- Um complexo lipídico lamelar (Abelcet®) apenas para uso intravenoso
- Inclusão num lipossoma (Ambisome®) constituído por fosfatidilcolina, distearoil, fosfatidilglicerol e colesterol para administração intravenosa.

A atenuação da natureza lipofílica da anfotericina B, obtida por associação com estruturas lipídicas, destina-se a melhorar a sua tolerabilidade e, em particular, a reduzir a frequência de indução de perturbações renais. A estabilidade destas formas vectorizadas parece também estar ligada a uma menor acumulação nos túbulos renais distais [215].

8.5.2 Les Azolés

Os azóis estão disponíveis sob a forma oral seca, sob a forma de solução ou suspensão oral e sob a forma de solução injetável. As formas e dosagens disponíveis no mercado são apresentadas no quadro IV.

8.5.3 Caspofungina

A caspofungina só está disponível como solução injetável (quadro IV). A sua estrutura muito volumosa impede-a de ser absorvida por via entérica.

Quadro IV: Formas e doses comercializadas de agentes antifúngicos sistémicos

	Especialidade	**Forma oral seca**	**Forma oral líquida**	**Forma injetável**	**Forma externa**
Ampho B	Fungizone®	Cápsulas de 250 mg	10% de suspensão	Pó 50 mg	Loção a 3%
	Abelcet			Susp 5 mg/ml (20 ml)	
	Ambisome®			50 mg em pó	
Fluconazol	Triflucano e genéricos	Cápsulas 50,100 e 200 mg	Pó para suspensão oral : 50 e 200 mg/5 ml	Solução a 2 mg/ml em 50, 100 e 200 ml	
Itraconazol	Sporanox	Cápsulas de 100 mg	Solução oral 10 mg/ml	Solução que contém 250 mg.	
Voriconazol	Vfend®	50 % comprimido e 200 mg	40 mg/ml suspensão oral	Pó para solução intravenosa 200 mg	

Posaconazol	Noxafil		40 mg/ml suspensão oral		
Caspofungina	Cancidas®			Pó para perfusão 50 e 70 mg.	

[Hochart S et al. Antifúngicos sistémicos: Parte 1: elementos farmacêuticos. Le Pharmacien Hospitalier . Volume 43, Número 173, junho de 2008, Páginas 103-109]

8.6 Critérios de escolha terapêutica

Foram descritas várias estratégias terapêuticas possíveis com base na fase de diagnóstico, incluindo terapia antifúngica profiláctica, empírica, preventiva e direcionada.

O tratamento profilático refere-se à administração preventiva de um agente antifúngico a doentes em risco de SC sem sinais e sintomas atribuíveis. A terapia empírica é definida como o início do tratamento antifúngico em doentes com elevado risco de SC com sinais e sintomas clínicos estabelecidos, mas sem documentação microbiológica, enquanto a terapia preventiva é aplicada quando a decisão de tratamento se baseia num teste de diagnóstico precoce. Por fim, a terapia direcionada requer a identificação do agente patogénico a ser definido.

8.6.1 **Tratamento antifúngico direcionado (curativo)** [216]

[Atualização da IDSA (Infectious Dsease Society of America 2016)].

8.6.1.1 Tratamento da SC em doentes não neutropénicos e

1. A equinocandina é recomendada como terapêutica inicial (aspofungina: dose de carga de 70 mg, depois 50 mg por dia; micafungina: 100 mg por dia; anidulafungina: dose de carga de 200 mg, depois 100 mg por dia).
2. O fluconazol, por via intravenosa ou oral, 800 mg (12 mg / kg) em dose de ataque e depois 400 mg (6 mg / kg) por dia, é uma alternativa aceitável a uma equinocandina como terapêutica inicial selecionada para doentes que não estão em estado crítico e que são considerados pouco susceptíveis de ter uma espécie

de *Candida* resistente ao fluconazol (recomendação forte, evidência de alta qualidade).

3. Recomenda-se a transição da equinocandina para o fluconazol (geralmente no prazo de 5-7 dias) para os doentes clinicamente estáveis, com isolados sensíveis ao fluconazol (por exemplo, *C. albicans*) e com hemoculturas repetidas negativas após o início da terapêutica antifúngica.
4. No caso de infeção por *C. glabrata*, a transição para uma dose mais elevada de Fluconazol 800 mg (12 mg / kg) por dia ou Voriconazol 200-300 mg (3-4 mg / kg) duas vezes por dia só deve ser considerada em doentes com sensibilidade ao Fluconazol ou Voriconazol.
5. A formulação lipídica de anfotericina B (AmB) (3-5 mg / kg por dia) é uma alternativa razoável em casos de intolerância, disponibilidade limitada ou resistência a outros agentes antifúngicos.
6. A transição do AmB para o Fluconazol é recomendada após 5-7 dias em doentes com isolados sensíveis ao Fluconazol, clinicamente estáveis e nos quais a repetição de culturas após terapêutica antifúngica é negativa.
7. Para os doentes suspeitos de serem resistentes aos azóis e equinocandinas, recomenda-se a formulação lipídica AmB (3-5 mg/kg por dia).
8. O voriconazol 400 mg (6 mg/kg) duas vezes por dia e, em seguida, 200 mg (3 mg/kg) duas vezes por dia é eficaz no tratamento da candidíase, mas oferece poucas vantagens em relação ao fluconazol. É recomendado como terapêutica oral para determinados casos de candidíase devida a *C. krusei*.
9. Todos os doentes não neutropénicos com candidaemia devem fazer um exame oftalmológico dilatado, de preferência por um oftalmologista, na primeira semana após o diagnóstico.
10. As hemoculturas devem ser efectuadas todos os dias até ao desaparecimento da candidaemia.
11. A duração recomendada do tratamento para a candidíase sem complicações metastáticas óbvias é de 2 semanas após as últimas hemoculturas negativas e a resolução dos sintomas atribuíveis à candidemia.
12. Os cateteres venosos centrais (CVC) devem ser removidos o mais cedo

possível no decurso da candidaemia quando se presume que a fonte é o CVC. Esta decisão deve ser individualizada para cada doente.

8.6.1.2 Tratamento da SC em doentes neutropénicos

1. Recomenda-se como terapêutica inicial uma equinocandina (Caspofungina: dose de carga de 70 mg, depois 50 mg por dia; Micafungina: 100 mg por dia; Anidulafungina: dose de carga de 200 mg, depois 100 mg por dia).
2. A fórmula lipídica AmB, 3-5 mg/kg por dia, é eficaz, mas é uma alternativa menos atractiva devido ao potencial de toxicidade.
3. O fluconazol, numa dose de carga de 800 mg (12 mg/kg), seguida de 400 mg (6 mg/kg) por dia, é uma alternativa para os doentes que não estão gravemente doentes e não tiveram exposição prévia aos azóis.
4. O fluconazol, 400 mg (6 mg/kg) por dia, pode ser utilizado como tratamento secundário para doentes com neutropenia persistente com estabilidade clínica e com isolados susceptíveis e hemoculturas negativas.
5. O voriconazol, 400 mg (6 mg / kg) duas vezes por dia, e depois 200-300 mg (3-4 mg / kg) duas vezes por dia, pode ser utilizado em situações em que se pretenda uma cobertura adicional de bolores. O voriconazol pode ser utilizado como tratamento secundário em doentes neutropénicos clinicamente estáveis, com hemoculturas negativas e isolados sensíveis ao voriconazol.
6. Para infecções devidas a *C. krusei*, recomenda-se uma equinocandina, uma formulação lipídica de AmB ou Voriconazol.
7. A duração mínima recomendada do tratamento da candidemia sem complicações metastáticas é de 2 semanas após as últimas hemoculturas negativas e a resolução da neutropenia e dos sintomas atribuíveis à candidemia.
8. As infecções oftalmológicas coroidais e vítreas são mínimas A fundoscopia dilatada deve ser efectuada na primeira semana após a normalização da neutropenia.
9. No doente neutropénico, as fontes de candidíase que não sejam um CVC (por exemplo, o trato gastrointestinal) devem ser consideradas numa base individual.
10. As transfusões de granulócitos podem ser consideradas em casos de candidaemia persistente com neutropenia prolongada prevista.

8.6.1.3 Tratamento da candidíase crónica disseminada (hepatoesplénica)

1. Recomenda-se a terapêutica inicial com a formulação lipídica AmB, 3-5 mg/kg por dia, ou uma equinocandina (Micafungina: 100 mg por dia, Caspofungina: dose de carga de 70 mg, depois 50 mg por dia; ou Anidulafungina: dose de carga de 200 mg, depois 100 mg por dia), durante várias semanas, seguida de Fluconazol oral, 400 mg (6 mg/kg) por dia, para os doentes com pouca probabilidade de terem resistência ao fluconazol.
2. A terapia deve continuar até que as lesões desapareçam. A interrupção prematura da terapia antifúngica pode levar a uma recaída.
3. Se for necessária quimioterapia ou transplante de células hematopoiéticas, esta não deve ser adiada devido à presença de candidíase crónica disseminada e a terapêutica antifúngica deve ser continuada durante todo o período de alto risco para evitar recaídas.
4. Para os doentes com febres persistentes debilitantes, pode ser considerado um tratamento a curto prazo (1-2 semanas) com anti-inflamatórios não esteróides ou corticosteróides.

8.6.1.4 Isolamento de espécies de *Candida* do trato respiratório e terapia antifúngica

O crescimento de *Candida* nas secreções respiratórias indica normalmente colonização e raramente requer tratamento antifúngico (recomendação forte, evidência de qualidade moderada).

8.6.1.5 Tratamento da endocardite *por Candida*

1. Para a endocardite valvular nativa, recomenda-se para a terapêutica inicial a formulação lipídica AmB, 3-5 mg / kg por dia, com ou sem Flucitosina, 25 mg / kg 4 vezes por dia, ou uma equinocandina de dose elevada (Caspofungina 150 mg por dia, Micafungina 150 mg por dia ou Anidulafungina 200 mg por dia).
2. O tratamento faseado com Fluconazol, 400-800 mg (6-12 mg/Kg) por dia, é recomendado para doentes com isolados *de Candida* susceptíveis que tenham demonstrado estabilidade clínica e tenham eliminado *a Candida* da corrente sanguínea.
3. O Voriconazol oral, 200-300 mg (3-4 mg / kg) duas vezes por dia, ou os

comprimidos de Posaconazol, 300 mg por dia, podem ser utilizados como terapia para isolados sensíveis a estes agentes, mas não ao Fluconazol.

4. A substituição da válvula é recomendada; o tratamento deve continuar durante pelo menos 6 semanas após a cirurgia e durante mais tempo nos doentes com abcessos perivalvulares e outras complicações.
5. Para os doentes que não podem ser submetidos a substituição da válvula, recomenda-se o Fluconazol, 400-800 mg (6-12 mg /Kg) por dia, se o isolado for suscetível.
6. Para a endocardite de válvula protésica, são recomendados os mesmos regimes antifúngicos sugeridos para a endocardite de válvula nativa. O tratamento antifúngico profilático crónico com Fluconazol, 400-800 mg (6-12 mg / kg) por dia, é recomendado para prevenir recaídas (recomendação forte, evidência de baixa qualidade).

8.6.1.6 Tratamento das infecções osteoarticulares *por Candida*

- **Osteomielite *por Candida***

1. Recomenda-se a administração de fluconazol, 400 mg (6 mg / kg) por dia, durante 6 a 12 meses ou de uma equinocandina (Caspofungina 50-70 mg por dia, Micafungina 100 mg por dia ou Anidulafungina 100 mg por dia) durante pelo menos 2 semanas, seguida de fluconazol, 400 mg (6 mg / kg) por dia, durante 6-12 meses.
2. A formulação lipídica AmB, 3-5 mg / kg por dia, durante pelo menos 2 semanas, seguida de Fluconazol, 400 mg (6 mg / kg) por dia, durante 6 a 12 meses, é uma alternativa menos atractiva.
3. O desbridamento cirúrgico é recomendado em certos casos.

- **Artrite séptica *por Candida***

1. Recomenda-se a administração de fluconazol 400 mg (6 mg/kg) por dia, durante 6 semanas, ou de uma equinocandina (Caspofungina 50-70 mg por dia, Micafungina 100 mg por dia ou Anidulafungina 100 mg por dia) durante 2 semanas, seguida de fluconazol 400 mg (6 mg/kg) por dia, durante pelo menos 4 semanas.
2. A fórmula lipídica AmB, 3-5 mg / kg por dia, durante 2 semanas, seguida de

Fluconazol, 400 mg (6 mg / kg) por dia, durante pelo menos 4 semanas, é uma alternativa menos atractiva.

3. A drenagem cirúrgica está indicada em todos os casos de artrite séptica (Recomendação forte, evidência de qualidade moderada).
4. No caso de artrite séptica que envolva uma prótese, recomenda-se a remoção de um dispositivo.
5. Se a prótese não puder ser removida, recomenda-se a supressão crónica com Fluconazol, 400 mg (6 mg/kg) por dia, se o isolado for suscetível.

8.6.1.7 Tratamento da endoftalmite *por Candida*

1. Para isolados sensíveis ao Fluconazol/Voriconazol, recomenda-se a utilização de Fluconazol, dose de carga de 800 mg (12 mg / kg), depois 400-800 mg (6-12 mg / kg) por dia ou Voriconazol, dose de carga de 400 mg (6 mg / kg) por via intravenosa duas vezes por dia, depois 300 mg (4 mg / kg) por via intravenosa ou oral duas vezes por dia.
2. Para isolados resistentes ao Fluconazol / Voriconazol, lipossomas AmB, 3-5 mg / kg por via intravenosa por dia, com ou sem Flucitosina oral, 25 mg / kg 4 vezes por dia.
3. No caso de envolvimento macular, recomenda-se a utilização dos agentes antifúngicos acima mencionados, mais a injeção intravítrea de desoxicolato de AmB, 5-10 µg /0,1 ml de água estéril, ou Voriconazol, 100 µg /0,1 ml de água estéril ou soro fisiológico normal, para garantir um elevado nível de atividade antifúngica.
4. A duração do tratamento deve ser de, pelo menos, 4-6 semanas, dependendo a duração final da resolução das lesões.

8.6.1.8 Tratamento para infecções do trato urinário causadas por *Candida*

- **Cistite *por Candida* sintomática**

1. Para organismos sensíveis ao Fluconazol, Fluconazol oral 200 mg (3 mg / kg) por dia durante 2 semanas.
2. Para *C. glabrata* resistente ao Fluconazol, desoxicolato de AmB, 0,3-0,6 mg / kg por dia durante 1 a 7 dias. Recomenda-se FLucitosina oral, 25 mg / kg 4 vezes por dia durante 7 a 10 dias.

3. Para *C. krusei*, recomenda-se o desoxicolato de AmB, 0,3-0,6 mg / kg por dia, durante 1-7 dias.
4. A remoção de um cateter vesical de demora, se possível, é fortemente recomendada.
5. A irrigação da bexiga com desoxicolato de AmB, 50 mg/dia durante 5 dias, pode ser útil no tratamento da cistite devida a espécies resistentes ao fluconazol, como *C. glabrata* e *C. krusei*.

- **Tratamento da pielonefrite *por Candida***

1. Para organismos sensíveis ao fluconazol, recomenda-se o uso de fluconazol oral, 200-400 mg (3-6 mg / kg) por dia durante 2 semanas.
2. Para *C. glabrata* resistente ao fluconazol, recomenda-se o desoxicolato de AmB, 0,3-0,6 mg / kg por dia durante 1 a 7 dias, com ou sem flucitosina oral, 25 mg / kg 4 vezes por dia.
3. Para *C. glabrata* resistente ao Fluconazol, monoterapia com Flucitosina oral, 25 mg / kg 4 vezes por dia durante 2 semanas.
4. Para *C. krusei*, recomenda-se o desoxicolato de AmB, 0,3-0,6 mg / kg por dia, durante 1-7 dias.
5. A eliminação da obstrução do trato urinário é fortemente recomendada (recomendação forte, evidência de fraca qualidade).

8.6.1.9 Tratamento de infecções do sistema nervoso central

O tratamento baseia-se em AmB lipossómico, possivelmente combinado com flucitosina durante 10 semanas. É importante notar que as equinocandinas não estão indicadas neste contexto.

Finalmente, no caso de um shunt ventricular interno, recomenda-se a remoção do material (com colocação de um shunt ventricular externo, se necessário) [171].

8.6.2 Tratamento antifúngico empírico

A identificação precoce dos factores de risco para o desenvolvimento de SC, como a peritonite, a cirurgia abdominal, a administração prévia de antibióticos de largo espetro, a nutrição parentérica, os cateteres centrais, a colonização prévia com *Candida spp* e a ventilação mecânica [110,121,217], tornaram-se a pedra angular do tratamento empírico das infecções fúngicas nas unidades de cuidados intensivos, a fim de reduzir a elevada taxa de mortalidade associada a estas infecções [218,219]. Num contexto retrospetivo multicêntrico, Ostrosky-Zeichner e colegas (2007) [220] criaram uma regra de previsão para a SC. A regra foi obtida através da análise de um grupo de 2890 doentes com uma incidência de SC de 3% (88 casos). A modelação estatística revelou um risco particularmente elevado para os doentes submetidos a tratamento antibiótico sistémico (dias 1-3) ou com um cateter venoso central de demora (dias 1-3) e pelo menos dois dos seguintes factores: nutrição parentérica total (dias 1-3), qualquer diálise (dias 1-3), qualquer cirurgia de grande porte, pancreatite, qualquer utilização de esteróides ou utilização de outros agentes imunossupressores. A regra foi associada a uma sensibilidade de 34%, uma especificidade de 90% e um VPP e VPN de 1% e 97%, respetivamente. Esta regra aplica-se a cerca de 10% dos doentes que permanecem na unidade por mais de 4 dias e cerca de 10% dos doentes a quem esta regra é aplicada desenvolverão SC comprovada ou provável. Neste estudo, os doentes com uma combinação de diabetes mellitus, hemodiálise, utilização de nutrição parentérica total ou receção de antibióticos de largo espetro tiveram uma taxa de SC de 16,6%. Esta taxa foi comparada com uma taxa de 5,1% nos doentes que não apresentavam estas caraterísticas (P = 0,001). 52% dos pacientes que permaneceram na UTI por ≥ 4 dias cumpriram esta regra, e a regra capturou 78% dos pacientes que eventualmente desenvolveram SC.

Pontuação *de Candida*: um grupo espanhol comunicou o desenvolvimento de um sistema de pontuação à cabeceira que permite o tratamento antifúngico precoce em casos de suspeita de candidaemia em doentes não neuropénicos de UCI [221]. Esta "pontuação de *Candida*" baseia-se no valor preditivo de factores de risco previamente comunicados. Os autores descobriram que vários factores estavam independentemente associados a um maior risco de infeção comprovada por candidíase. As pontuações para os factores individuais foram: nutrição parentérica (+0,908), cirurgia prévia (+0,997), colonização multifocal *por Candida* (+1,112) e sépsis grave (+2,038). Os autores concluíram que uma "pontuação *Candida*" > 2,5 poderia selecionar com precisão os doentes que beneficiariam de um tratamento antifúngico precoce (sensibilidade 81%, especificidade 74%).

8.6.3 Tratamento antifúngico preventivo

Os maus resultados estão em parte associados a dificuldades de diagnóstico numa fase inicial da infeção. Os resultados da hemocultura são positivos em apenas 50% das infecções invasivas *por Candida.* As culturas positivas de amostras de locais não esterilizados do corpo podem estar relacionadas com colonização ou infeção, e pode ser difícil distinguir entre elas. Os testes de diagnóstico não baseados em culturas podem constituir um complemento útil a estas abordagens mais tradicionais. Índice de colonização corrigido : Piarroux e colegas (2004) [222] avaliaram a eficácia da terapêutica antifúngica preventiva na prevenção da candidíase comprovada em doentes cirúrgicos em estado crítico, utilizando um índice de colonização corrigido (ICC) (rácio entre amostras altamente positivas e o número total de amostras cultivadas) para medir a intensidade da colonização da mucosa por *Candida spp.* Os doentes com um valor de ICC $\geq$0,4 receberam tratamento antifúngico preventivo precoce com fluconazol e a incidência de candidíase comprovada adquirida nos cuidados intensivos foi significativamente reduzida de 2,2 para 0%.

8.6.4 Tratamento profilático antifúngico

A profilaxia antifúngica direcionada demonstrou ser eficaz em algumas UCI [223]. Os resultados de ensaios aleatórios controlados [78, 100,224] apoiam a eficácia da profilaxia com azóis em doentes de alto risco, não neutropénicos, em UCI, reduzindo a incidência de infeção por *Candida,* mas não a mortalidade. Três meta-análises publicadas recentemente tentaram avaliar o impacto da profilaxia com fluconazol na incidência de infecções fúngicas e na mortalidade em doentes cirúrgicos em estado crítico [225, 226,227]. A meta-análise de Shorr e colegas [226] demonstrou que a administração profiláctica de fluconazol em doentes em cuidados intensivos parece reduzir com êxito a taxa de infecções fúngicas, mas esta estratégia não melhora a sobrevivência. A segunda meta-análise de Cruciani e colegas (2005) [225] mostrou que os doentes que receberam profilaxia com azóis (fluconazol e cetoconazol) registaram uma redução de 80% do risco relativo de candidemia, uma redução de 31,5% do risco relativo de mortalidade global e uma redução de 79,4% do risco relativo de mortalidade atribuível *a* infecções *por Candida.* Por último, Playford e colegas (2006) [227] registaram uma redução da taxa de incidência de CI de cerca de

50% e da mortalidade global de cerca de 25%. Os subgrupos de doentes que podem beneficiar mais da profilaxia na UCI podem incluir doentes com perfuração gastrointestinal superior [100,224], doentes com colonização extensa *por Candida* [222] e doentes com pancreatite aguda grave [228].

ESTUDO PRÁTICO

9 TIPO, ÂMBITO E PERÍODO DO ESTUDO

Trata-se de um estudo prospetivo, descritivo, bicêntrico, realizado no Hospital Universitário e Centro Anticancerígeno BATNA. O estudo foi realizado durante um período de três anos (de 1 de janeiro de 2016 a 31 de dezembro de 2018).

10 RECRUTAMENTO DE DOENTES

≥O nosso estudo abrangeu todos os doentes, de ambos os sexos, internados no CHU e no CAC do BATNA durante o período de estudo supracitado, independentemente do serviço e do motivo de internamento, com 16 anos de idade, que tenham sido submetidos a pelo menos uma colheita profunda de um local normalmente estéril (sangue, líquido cefalorraquidiano, líquido peritoneal, líquido de punção articular, etc.), enviada ao nosso serviço de Parasitologia-Micologia para análise micológica.

10.1 Critérios de inclusão :

- Todos os doentes com pelo menos um esfregaço profundo positivo para *Candida spp* por exame direto e/ou cultura foram incluídos no nosso estudo.
- Cada zaragatoa profunda *positiva para Candida* é considerada como um caso comprovado de candidíase sistémica de acordo com os critérios de diagnóstico EORTC (2008).

10.2 Critérios de exclusão

Foram excluídos do nosso estudo

- Doentes hospitalizados no serviço de neonatologia ou de pediatria.
- Doentes com esfregaços profundos positivos para outras leveduras que não a *Candida.*
- Doentes com amostras profundas negativas.
- Doentes submetidos a tratamento antifúngico profilático.

10.3 Ficha de dados técnicos

Foi elaborada uma ficha de informação para cada doente incluído no nosso estudo (com SC comprovada) [Anexo 1].

Os dados foram recolhidos em :

- Dados demográficos dos doentes.
- Dados micológicos.
- Dados clínicos
- Dados terapêuticos.

- Evolução do doente.

10.4 Tamanho da amostra

Para estimar a dimensão da amostra necessária, utilizámos a seguinte fórmula:

$$_{\alpha}{}^{2}n = [z *p (1-p)] / i^2$$

- n: Dimensão mínima da amostra necessária para obter resultados significativos para um determinado acontecimento e nível de risco.
- $_{\alpha}z$: Nível de confiança (o valor típico para o nível de confiança de 95% será 1,96)
- p: Estimativa da proporção da população que apresenta a caraterística (p=10%).
- i : Margem de erro (exatidão) = 0,05

$$^{22}\ n=(1,96)\ x\ 0,10x\ (1-0,10)/(0,05)\ =138,29\ \text{portanto}\ n=138$$

A dimensão mínima da amostra para uma amostra representativa com um nível de confiança de 95% é, por conseguinte, 138.

No nosso estudo, a dimensão da amostra é de 157, pelo que é representativa.

11 MATERIAIS E MÉTODOS S

11.1 Equipamento de laboratório

- **Reagentes e soluções**
  1. Algodão azul.
  2. Água fisiológica esterilizada.
  3. Meios de suspensão prontos a utilizar para a galeria Api Candida (Biomerieux) (apêndice 2).
  4. Reagentes e soluções do kit PLATELIA® Candida Ag Plus da Bio-rad (ver apêndice 3).
  5. Reagentes e soluções do PLATELIA® Candida Ab Plus Kit (ver Apêndice 4).

- **Equipamento de laboratório e consumíveis**
  1. Proveta graduada (500 ml).
  2. Tubos de diluição de amostras.
  3. Tubos Eppendorf de 3 ml.
  4. Micropipetas: 10 µl, 100 µl, 200 µl.
  5. Pontas amarelas e azuis.
  6. Placas de Petri.
- **Meios de cultura**
  1. Meio Sabouraud-Cloranfenicol em tubos de 10 cc.
  2. Meio Sabouraud-Cloranfenicol - Actidione em tubos de 10 cc.
  3. Meio CHROMagar Candida em garrafa de 180 cc.
  4. Meios de creme de arroz em tubos de 10 cc.
- **Equipamento**
  1. Microscópio ótico.
  2. Centrifugar a 5000 e 10000 rpm.
  3. Colocar o banho-maria a 100°C.
  4. Vortex.
  5. Automatizar (leitor de microplacas ELISA).
  6. Frigorífico para armazenar as amostras de soro e os reagentes a utilizar (2 - 8 °C).

7. Estufas de incubação reguladas a 27 °C e 37 °C.

11.2 Abordagem diagnóstica da candidíase sistémica no laboratório de Parasitologia - Micologia do Hospital Universitário BATNA

11.2.1 Débitos diretos

Todos os doentes com suspeita de candidíase sistémica foram submetidos a uma ou mais zaragatoas profundas, consoante o contexto clínico do doente.

A nossa tarefa consistiu em realizar o exame micológico e selecionar as amostras *positivas* para *Candida* para inclusão no nosso estudo.

É feita uma distinção entre :

➢ **Hemoculturas** (Figura. 24)

Durante o período de estudo, recebemos amostras de sangue colhidas na altura do pico da febre, inoculadas num meio de caldo nutriente e enviadas para o nosso laboratório para um estudo micológico. Os frascos de cultura de sangue foram incubados a 37°C durante 24 horas. Estes caldos são novamente semeados em meios micológicos específicos (Sabouraud - Cloranfenicol com e sem Actidione). O período de incubação é de 2-5 dias.

Recomenda-se um volume de sangue de 10 ml para cada doente.

Uma hemocultura negativa não exclui o diagnóstico de candidaemia, mas uma única hemocultura positiva confirma o diagnóstico.

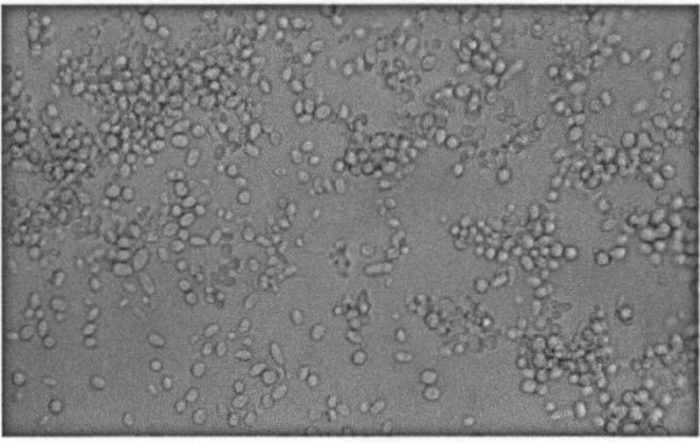

Figura. 24. Exame microscópico direto de uma cultura de sangue positiva para *Candida*

- Outra retirada :
  - Líquido cefalorraquidiano (LCR).
  - Líquido peritoneal.
  - Líquido de punção articular.
  - Biópsias (vegetações valvulares).

As outras amostras acima mencionadas são inoculadas diretamente em meio Sabouraud-Cloranfenicol ±Actidona durante 24-48 horas a 37°C.

Todos os doentes com pelo menos uma zaragatoa profunda positiva para *Candida spp*, ou seja, uma SC comprovada, foram sistematicamente submetidos a 05 zaragatoas superficiais (bucal, rectal ou fezes, urina, nasal e ouvido) utilizando zaragatoas estéreis, a fim de calcular o índice de colonização de Pittet. Estas amostras superficiais foram recolhidas em colaboração com os médicos assistentes.

As amostras são enviadas imediatamente para o laboratório de Parasitologia-Micologia do Hospital Universitário BATNA.

Todas as amostras, quer sejam profundas ou superficiais, são examinadas diretamente e cultivadas.

11.2.2 Exame direto

Esta operação é efectuada entre a lâmina e a lamela, com ou sem azul de algodão, para procurar leveduras em brotamento, associadas ou não a pseudofilamentos.

11.2.3 Cultivo de culturas

As amostras são inoculadas isolando-as e esgotando progressivamente o inóculo no ágar (em quadrantes, em estrelas ou por rotação).

As zaragatoas serão descarregadas diretamente.

Após a homogeneização, a urina é inoculada em placas de ágar.

Cada amostra foi inoculada em dois meios (Sabouraud-Cloranfenicol com e sem Actidionne).

A incubação é efectuada a 37°C durante 48 horas e até 5 dias para as hemoculturas.

O exame macroscópico de culturas positivas mostra colónias brancas e húmidas com uma superfície lisa e brilhante (Figura 25).

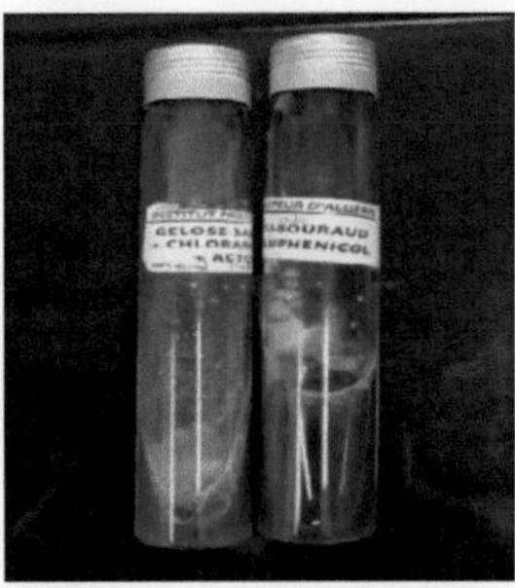

Figura. 25: Hemoculturas positivas nos meios Sabouraud Cloranfenicol e Sabouraud Cloranfenicol - Actidione.

11.2.4 Identificação

11.2.4.1 Identificação de espécies de *Candida albicans*

Com base em dois testes:

Teste de blastese (ou filamentação): efectuado através da incubação do isolado durante 3 a 4 horas em soro a 37°C. *A Candida albicans* é então identificada pela produção de um tubo germinativo fino de diâmetro uniforme, sem constrição na sua base, que emerge da célula-mãe (Figura 26).

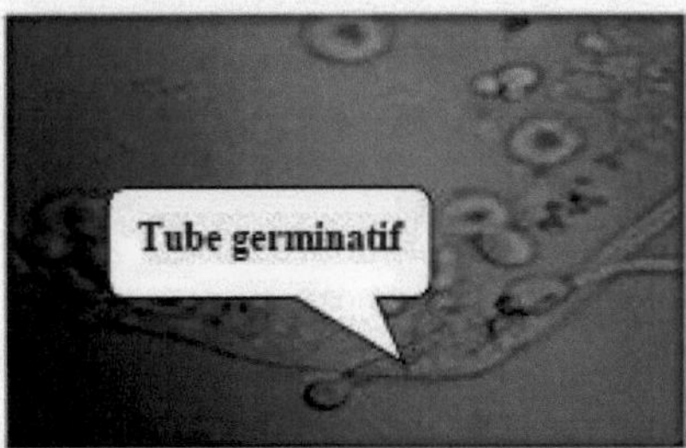

Figura. 26: Ensaio de filamentação positiva

Teste de clamidodesporulação: baseado numa cultura de 24 a 48 horas a 27°C do isolado em estrias profundas em meio de creme de arroz. *A Candida albicans* é identificada pela produção de clamidósporos (Figura 27).

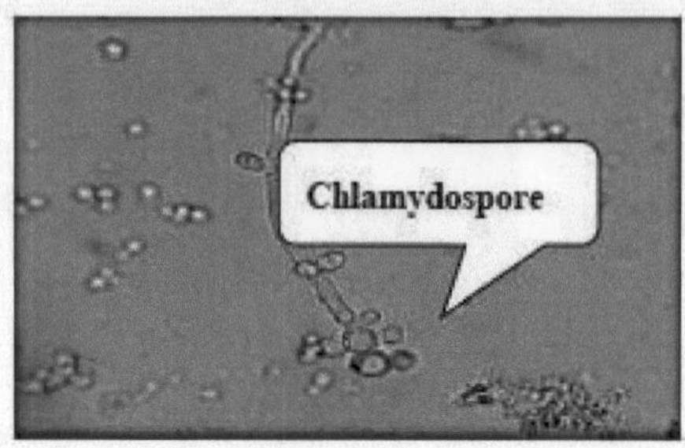

Figura. 27: Teste de clamidossporulação positivo

11.2.4.2 Identificação de outras espécies

Outras espécies de *Candida* foram identificadas a partir de culturas de amostras profundas (hemoculturas, líquido peritoneal, líquido cefalorraquidiano, líquido articular) utilizando a galeria **API Candida (BioMérieux)** ver (Anexo 2).

A identificação das espécies de *Candida* a partir de culturas positivas de amostras superficiais foi realizada por sementeira em meio seletivo **CHROMagar Candida**, um meio ao qual são adicionadas substâncias cromogénicas que conferem às colónias que aí se desenvolvem uma coloração particular, variável consoante a espécie. Na maioria dos casos, esta coloração baseia-se na deteção da atividade enzimática do tipo hexosaminidase (N-acetil-α-D-galactosaminidase). A incubação é efectuada a 37°C durante 48 horas. A cor das colónias difere consoante a espécie (Figura 28).

As colónias *de C. albicans* estão a verde.

As colónias *de C. tropicalis* são apresentadas em azul metálico.

As colónias de *C. krusei* são cor-de-rosa pálido.

As colónias de *C parapsilosis* são de cor creme.

As colónias de *C glabrata* são de cor lilás.

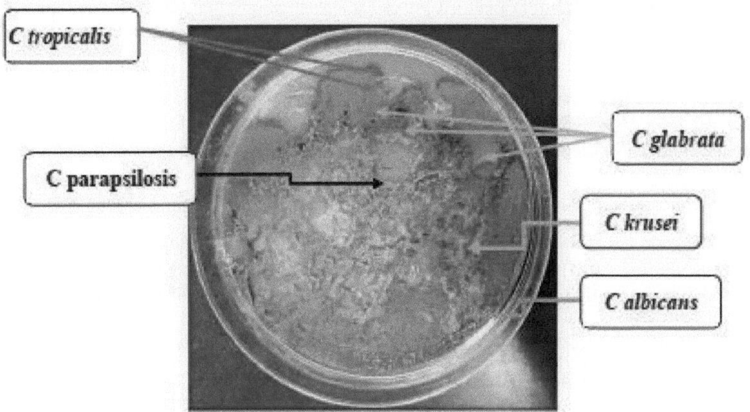

Figura. 28: Aspeto das colónias no meio CHROMagar Candida

11.2.5 Cálculo do índice de colonização

O índice de colonização é calculado conforme apresentado por Pittet: rácio entre o número de sítios positivos e o número total de sítios amostrados [90].

Doentes colonizados: Trata-se de doentes com pelo menos uma amostra positiva de um local periférico.

Doentes não colonizados: Trata-se de doentes sem esfregaços positivos do local periférico.

11.2.6 Determinação da antigenemia e dos anticorpos de mananos

Continua a ser difícil diagnosticar infecções *por Candida* com raízes profundas porque os sinais clínicos e biológicos não são específicos e as hemoculturas são positivas tardiamente em 40% dos casos. Para compensar este défice de diagnóstico, foi realizado um ensaio de antigénio de manano através da técnica ELISA utilizando o PLATELIA® Candida Ag Plus Kit (Bio-rad) (ver apêndice 3) e anticorpos policlonais anti-manano através da técnica ELISA utilizando o PLATELIA® Candida Ab Plus Kit (ver apêndice 4), em soros de doentes colhidos num tubo seco.

Para cada técnica, calculámos :

Sensibilidade: é definida pela proporção de doentes que têm a doença em investigação e cujo teste é positivo.

Especificidade: é definida pela proporção de doentes que não têm a doença que está a ser testada e cujo teste é negativo.

11.2.7 Análise estatística dos dados

Inicialmente, foi efectuada uma análise descritiva da população (prevalência, análise demográfica, clínica, biológica e prognóstica).

As variáveis qualitativas são expressas em números e percentagens.

Para as variáveis quantitativas, calculámos a média e o desvio padrão.

Os dados foram introduzidos no computador e os gráficos e tabelas foram apresentados utilizando o Microsoft Excel 2007.

As análises estatísticas foram efectuadas utilizando o sítio Web **BiostaTG.**

As análises univariada e multivariada foram realizadas pelo teste do Qui-quadrado. Para cada teste estatístico utilizado, o teste foi considerado significativo quando **P** (nível de significância) era < **0,05**.

A determinação da sensibilidade e da especificidade das técnicas imunológicas foi efectuada utilizando o seguinte sítio Web: **www. aly-abbara.com**

11.3 Aspeto ético

As regras éticas que regem o sigilo médico foram respeitadas. O anonimato é garantido e as caraterísticas do paciente são analisadas sem registo do seu nome ou das suas coordenadas geográficas.

O consentimento informado deve ser obtido antes de o paciente ser incluído no estudo.

O estudo foi realizado de forma totalmente aberta **e**, para cada serviço requerente, obtivemos a autorização do diretor médico para aceder aos processos clínicos dos pacientes e recolher os diferentes dados.

Os resultados dos testes biológicos foram comunicados aos médicos assistentes.

12 RESULTADOS

Durante o período do estudo (entre [ier]1 de janeiro de 2016 e 31 de dezembro de 2018), 157 doentes tiveram pelo menos uma amostra colhida de um local profundo normalmente estéril (sangue, LCR, líquido peritoneal, líquido de punção articular, etc.), enviada para o laboratório de Parasitologia-Micologia do Hospital Universitário BATNA. Efectuámos um exame direto e uma cultura para cada amostra profunda e conservámos todas as amostras que eram positivas para *Candida* (no exame direto e/ou na cultura).

12.1 Dados globais

- **Distribuição global dos doentes**

A Figura 29 mostra a distribuição global dos doentes que tiveram pelo menos uma amostra profunda enviada para o nosso laboratório para estudo micológico.

Dos 157 doentes :

- Um total de 91 doentes (57,96%) tinha esfregaços profundos negativos (NPP) para *Candida spp*, pelo que foram excluídos do nosso estudo.
- Um total de 66 doentes tinha pelo menos uma zaragatoa profunda positiva (PPP) para *Candida spp*, dos quais 3 doentes (1,91%) estavam hospitalizados no departamento de neonatologia. Por conseguinte, foram excluídos do nosso estudo.
- Assim, foram incluídos no nosso estudo 63 doentes (40,13%).

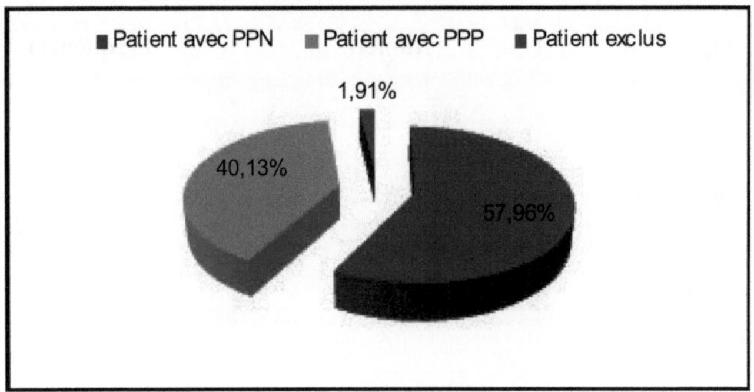

Figura. 29: Distribuição geral dos doentes.

(**PPN**: amostragem profunda negativa, **PPP**: amostragem profunda positiva)

- **Distribuição geral das amostras profundas positivas para *Candida* spp.**

O quadro V apresenta a distribuição global das amostras profundas positivas para *Candida spp*.

Tabela. V: Distribuição geral das amostras profundas positivas para *Candida spp*

Tipo de amostra	Número	Frequência
Cultura de sangue	59	85,5%
Líquidos peritoneais	5	7,25%
Líquido cefalorraquidiano	3	4,35 %
Líquido de punção articular	1	1,45%
Vegetação valvular	1	1,45%
Total	69	100%

- **Distribuição global dos casos diagnosticados de candidíase sistémica.**

Cada amostra positiva *de Candida spp* recebida corresponde a um caso comprovado de candidíase sistémica de acordo com os critérios de classificação **EORTC** 2008.

O Quadro VI apresenta a distribuição global dos casos diagnosticados de candidíase sistémica.

Tabela VI. VI: Distribuição geral dos casos de SC diagnosticados

Tipo de SC	Número	Frequência
Candidemie	59	85,50%
Peritonite	5	7,25%
Endocardite	1	1,45%
Artrite	1	1,45%
Meningite	3	4,35%
Total	69	100%

Cada paciente incluído no nosso estudo foi submetido a 05 esfregaços periféricos (urina, fezes, bucal, nasal e ouvido) para calcular o índice de colonização de Pittet. No total, foram efectuados 315 esfregaços periféricos.

12.2 Dados demográficos

A distribuição dos doentes por idade é apresentada na Figura 30.

A idade média dos doentes no nosso estudo foi de 48,31 anos, com extremos (16 e 83 anos), mediana = 48 anos, desvio padrão =18,5.

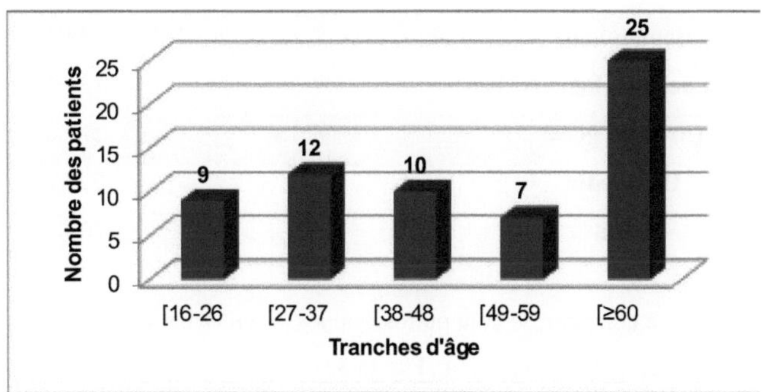

Figura. 30: Distribuição etária dos pacientes

A distribuição dos doentes por sexo é apresentada na Figura 31.

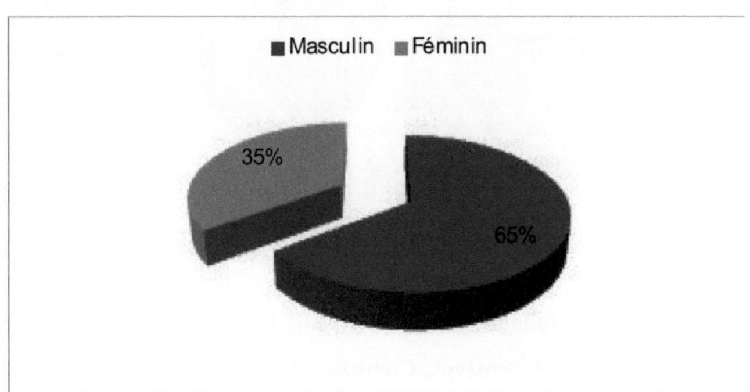

Fig. 31: Distribuição dos doentes por sexo

Dos 63 doentes, 41 eram do sexo masculino (65%) e 22 do sexo feminino (35%).

O rácio entre os sexos favoreceu os doentes do sexo masculino com (M/F) = 1,86.

12.3 Serviços hospitalares

A Tabela VII mostra a distribuição dos pacientes por enfermaria do hospital.

Tabela VII. VII: Repartição dos casos de SC por serviço hospitalar

Serviço de internamento	Trabalhadores	Percentagem
Reanimação médica (REAM)	28	40,6%
Reanimação cirúrgica (REAC)	4	5,8%
Medicina interna	3	4,35%
Nefrologia	10	14,5%
Hematologia	9	13,04
Centro de Oncologia (CAC)	9	13,04
Cirurgia geral	4	5,8%
Ortopedia	2	2,9%
Total	69	100%

Para simplificar a comparação com outros estudos, as enfermarias hospitalares foram agrupadas em 4 categorias principais (Figura 32):

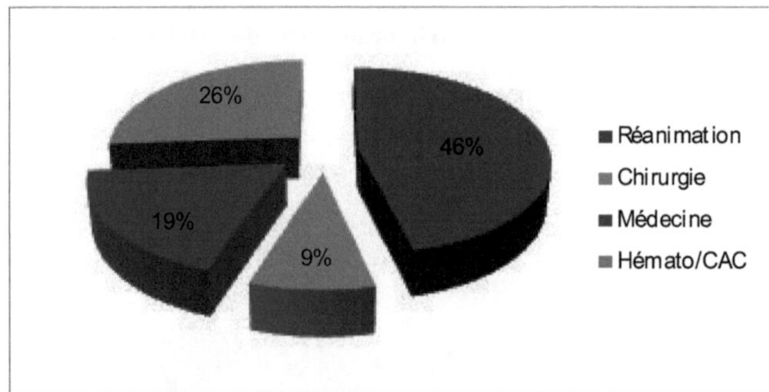

Figura. 32: Distribuição dos casos de SC nos 4 principais tipos de serviços definidos (Cuidados Intensivos, Cirurgia, Hematologia-CAC, Medicina).

- Cuidados intensivos (todas as unidades de cuidados intensivos combinadas, incluindo unidades de cuidados intensivos médicos e cirúrgicos).

- Cirurgia (todas as cirurgias combinadas).

- Hematologia e CAC.

- Medicina, reunindo todos os outros serviços envolvidos (Medicina Interna, Nefrologia).

12.4 Repartição anual dos casos de SC

A distribuição dos casos de SC por ano durante o período de estudo é apresentada na Figura 33.

O número médio de casos por ano é de cerca de 23 casos de SC, mas há disparidades de ano para ano, com um aumento significativo em 2017, com 40 casos, e uma diminuição acentuada em 2018, com apenas 8 casos diagnosticados.

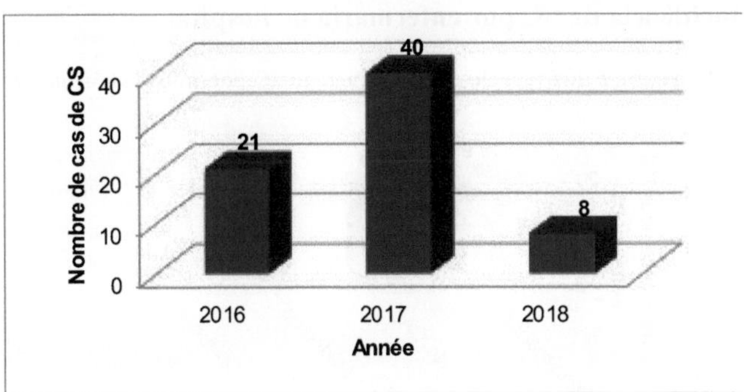

Figura. 33: Distribuição anual dos casos de SC durante o período de estudo

12.5 Incidência cumulativa ou taxa de ataque calculada por ano

✓ **Ano 2016**

Em 2016, 8 800 doentes foram hospitalizados nos serviços acima referidos. Foram diagnosticados 21 casos de SC. Isto dá uma incidência de =2,4 por 1000 admissões.

✓ **Ano 2017**

Durante o ano de 2017, 9621 doentes foram hospitalizados nos serviços supracitados. Foram diagnosticados 40 casos de SC. Isto dá-nos uma incidência de =4,16 por 1000 admissões.

✓ **Ano 2018**

Em 2018, 7902 doentes foram hospitalizados nos serviços acima mencionados. Foram diagnosticados 8 casos de SC. Isto dá uma incidência de =1,01 por 1000 admissões.

No total, durante o período do estudo, de 1 de janeiro de 2016 a 31 de dezembro de 2018, 2 6323 doentes foram hospitalizados nos serviços acima mencionados. Foram diagnosticados 69 casos de SC. Isto dá-nos uma incidência de =2,62 por 1000 admissões.

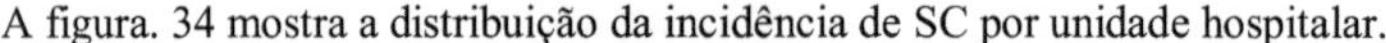

12.6 Incidência de SC por enfermaria de hospital

A figura. 34 mostra a distribuição da incidência de SC por unidade hospitalar.

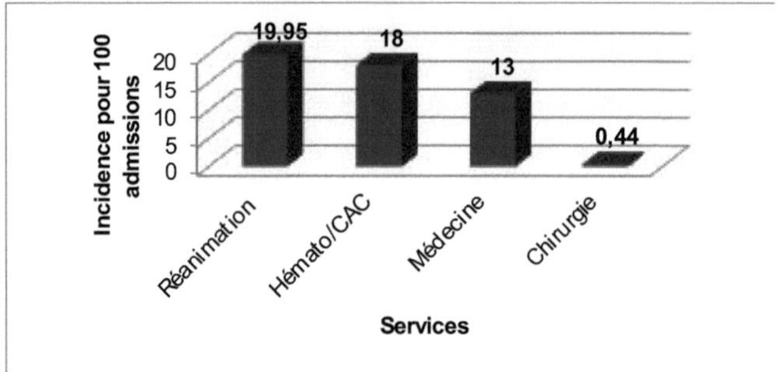

Figura. 34: Incidência de SC por enfermaria do hospital

- Verificou-se uma grande disparidade na distribuição das incidências entre departamentos, com uma clara predominância nas unidades de cuidados intensivos (19,95 por 1000 admissões), seguidas das unidades de ACC/hematologia (18 por 1000 admissões).
- A incidência mais baixa foi registada nos serviços de cirurgia (0,44 por 1000 admissões).

12.7 Repartição dos doentes por patologia subjacente

A Tabela VIII apresenta as patologias de base encontradas nos doentes incluídos no nosso estudo.

A malignidade hematológica foi a patologia subjacente mais comum em (30%) dos doentes, seguida da insuficiência renal crónica em segundo lugar em (17%) dos doentes e depois da diabetes em (14%) dos doentes.

Quadro VIII: Repartição dos doentes por patologia subjacente

Patologias subjacentes	Número de	Frequência
Hemopatia maligna	19	30%
Diabetes	8	14%
Insuficiência renal crónica (IRC)	11	17%
Hepatite	5	8%
Endocardite	1	2%
Pressão arterial elevada	4	7%
Polirradiculoneurite	3	5%
Espondilodiscite	2	3%
Meningo-encefalite	4	7%
Abcesso nas nádegas	1	2%
Cancro de um órgão sólido	3	5%

12.8 Motivos de hospitalização

A figura. 35 mostra a distribuição dos doentes por motivo de hospitalização.

- As doenças malignas hematológicas e o choque sético são os motivos mais frequentes de hospitalização.
- Os outros padrões são apresentados em pormenor na (Figura. 35).

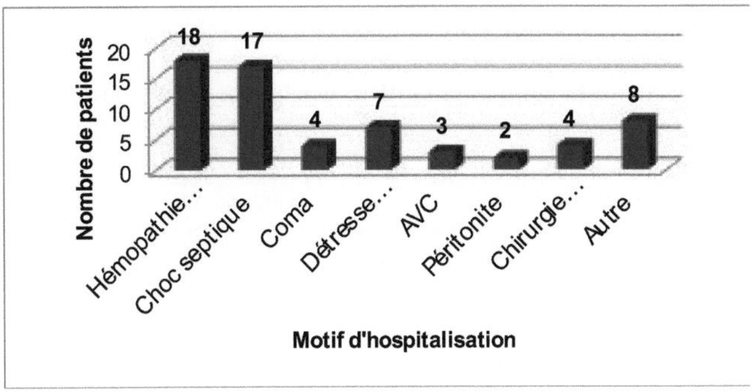

Fig. 35: Distribuição dos doentes por motivo de hospitalização

12.9 Factores de risco

Foram investigados vários factores de risco para a SC através de formulários de recolha de informação e da consulta dos processos clínicos dos doentes incluídos no nosso estudo.

Apresentamos na Tabela. IX, os vários factores de risco investigados nos nossos doentes.

No nosso estudo, os principais factores de risco encontrados foram :

- A colonização prévia com *Candida spp* em pelo menos 2 locais periféricos foi encontrada em todos os nossos pacientes. Esta colonização pode ser explicada por um internamento de pelo menos 7 dias em 84,12% dos doentes e por uma antibioterapia de largo espetro em 92,06% dos doentes. Estes dois factores de risco favorecem a transição de um estado saprófita para um estado patogénico, levando à proliferação e colonização.
- A presença de um cateter venoso (CV) em 76,19% dos doentes.
- Idade ≥ 60 anos (39,68%).
- A quimioterapia foi utilizada em 31,74% dos doentes.
- Foi encontrado um cateter vesical em 30,15% dos doentes.
- A malignidade hematológica e a neutropenia estavam intimamente ligadas e foram encontradas em 28,57% dos doentes.
- Os outros factores de risco estão descritos no Quadro IX.

Tabela. IX: Todos os factores de risco identificados nos doentes incluídos no nosso estudo

Factores de risco	Número de	Frequência
Idade ≥ 60 anos	25	39,68%
Estadia ≥7 dias	53	84,12%
Cateter venoso (CV)	48	76,19%
Diálise	7	11,11%
Neutropenia	18	28,57%
Terapia com corticosteróides	13	20,63%

Quimioterapia	20	31,74%
Terapia antibiótica de largo espetro	58	92,06%
Cirurgia recente	8	12,69%
Cirurgia digestiva recente	8	12,69%
Tratamento imunossupressor	11	17,46%
Hemopatia maligna	18	28,57%
Colonização ≥ 2 sítios	63	100%
Ventilação mecânica	16	25,39%
Cateter vesical	19	30,15%

12.10 Índice de colonização

Apresentamos os valores do índice de colonização calculados para os nossos doentes na Tabela X.

No total, foram calculados 63 índices de colonização (IC).

Com base no valor limiar de positividade (IC ≥ 0,5), os doentes foram divididos em dois grupos:

- **Grupo 1**: 14 doentes (22,22%) apresentavam uma colonização ligeira ou moderada:
  <(IC 0,5).
- ≥**Grupo 2**: 49 doentes (77,78%) estavam altamente colonizados (IC 0,5).

Tabela. X: Valores calculados do índice de colonização

Índice de colonização	Força de trabalho	Percentagem
1/5(0,2)	0	0%
2/5(0,4)	14	22,22%
3/5(0,6)	24	38,09%
4/5(0,8)	25	39,68%
5/5(1)	0	0%

12.11 Análise multivariada dos factores de risco de acordo com o grau de colonização fúngica

Na Tabela. XI, apresentamos os resultados da análise multivariada dos factores de risco de acordo com o grau de colonização fúngica.

Tabela. XI: Análise multivariada dos factores de risco de acordo com o grau de colonização fúngica

	<IC 0.5(14)	≥IC 0.5(49)	P
Idade≥60 anos	10	15	0,005
Estadia ≥7 dias	10	43	0,14
Cateter venoso (CV)	13	35	0,09
Diálise	2	5	0,66
Neutropenia	5	13	0,50
Terapia com corticosteróides	3	10	0,93
Quimioterapia	9	11	0,003
Terapia antibiótica de largo espetro	13	45	0,90
Cirurgia recente	2	6	0,91
Cirurgia digestiva recente	7	1	2
Tratamento imunossupressor	5	6	0,04
Hemopatia maligna	3	15	0,50
Transplantes de órgãos sólidos	1	4	0,90
Ventilação mecânica	6	10	0,08
Cateter vesical	5	14	0,60

12.12 Dados micológicos

12.12.1 Distribuição geral das espécies em amostras profundas

A Tabela XII mostra a distribuição das espécies de *Candida* nas várias amostras profundas.

- Obtivemos 75 isolados *de Candida spp* a partir das culturas das várias amostras profundas.
- Registou-se uma predominância de espécies *não albicans* 45/75 (60%) em comparação com espécies *Candida albicans* 30/75 (40%).

- *Candida parapsilosis* foi a espécie *não albicans* mais frequentemente isolada (32/45), ou seja, (71,11%).

Tabela. XII: Distribuição das espécies de *Candida* em amostras profundas

	Cm	Pn	Mn	Ar	Ed	%	P
C albicans **(n=30)**	25	3	2	0	0	40%	0,69
C parapsilosis**(n=32)**	28	2	1	1	0	42,66%	0,49
C tropicalis **(n=8)**	5	2	0	0	1	10,66%	0,02
Cglabrata **(n=1)**	1	0	0	0	0	1,33%	0,99
C krusei **(n=4)**	3	1	0	0	0	5,33%	0,89

Cm: Candidemia, **Pn:** Peritonite, **Mn**: Meningite, **Ar:** Artrite, **Ed**: Endocardite, **%:** Percentagem, **P:** Chi2.

12.12.2 Amostragem periférica

12.12.2.1 Resultados positivos da amostragem periférica

O quadro XIII mostra a taxa de positividade das amostras periféricas.

Quadro XIII: Positividade das amostras periféricas

	Força de trabalho	Percentagem
Retiradas periféricas (+)	146	46,35%
Retiradas periféricas (-)	169	53,65
Total	315	100%

Para todos os 63 pacientes incluídos no nosso estudo, foram colhidas 315 amostras de locais periféricos (Bucal, Nasal, Auricular, Urinário e Rectal), a uma taxa de 05 amostras por paciente. Destas amostras, 146 foram positivas para *Candida spp*, representando uma taxa de positividade de 46,35%.

12.12.2.2 Distribuição das espécies de *Candida* em amostras periféricas positivas

A Tabela XIV mostra a distribuição das espécies de *Candida* nas amostras periféricas positivas.

- Em todas as amostras superficiais, a proporção de *Candida albicans* não excedeu 50% (39,72%) em comparação com as espécies *não albicans* (60,28%).

- *Candida glabrata* foi a espécie *não albicans* mais frequentemente isolada (43/88), ou seja, (48,86%),

Quadro XIV: Distribuição das espécies de *Candida* nas amostras periféricas positivas

	B (n=53)	N (n=17)	A (n=18)	U (n=31)	R (n=27)	%	P
C albicans	21	7	3	10	17	39,72%	0,02
C glabrata	12	6	8	11	6	29,45%	0,32
C	0	0	5	8	3	10,95%	0.
C krusei	2	0	0	1	1	2,74%	0,85
C tropicalis	18	4	2	1	0	17,12%	0.

B: Bucal, **N**: Nasal, **A:** Auricular, **U**: Urinário, **R**: Rectal, **P**: Chi2

12.12.3 Distribuição das espécies por ano

Figura. 36, Distribuição das espécies por ano.

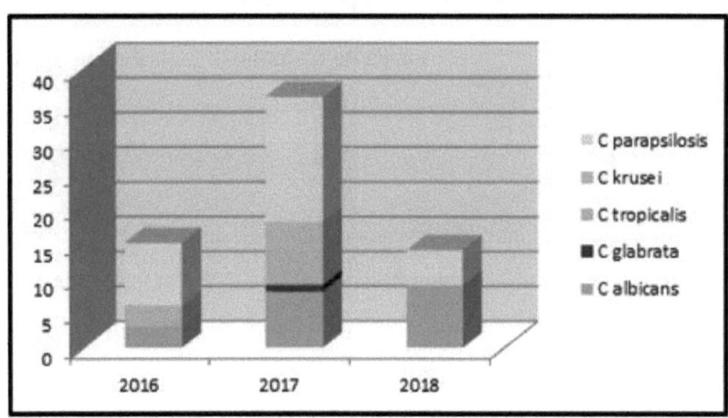

Figura. 36: Distribuição das espécies por ano

- Em 2016 (n=12, 80%) e 2017 (n=28, 60,87%), as espécies *não-albicans* foram isoladas mais frequentemente do que *a Candida albicans.*
- Uma diminuição do isolamento de espécies *não albicans* / espécies de *Candida albicans* em 2018 (n= 5, 35,71%,) com o desaparecimento das espécies *C*

tropicalis, C krusei e *Cglabrata.*

- *O C parapsilosis* foi a espécie *não albicans* mais frequentemente isolada, independentemente do ano do estudo.

12.12.4 Distribuição das espécies de acordo com os 4 principais tipos de serviço s

A distribuição das espécies de acordo com os 4 principais tipos de serviço é apresentada no Quadro XV e na Figura 37.

Tabela. XV: Distribuição das espécies de acordo com os 4 principais tipos de serviço

	Médico (n=13)	Chirg (n=10)	Hematologia /CAC (n=18)	Rea (n=34)	%	P
C albicans	10	3	4	13	40%	0,01
C parapsilosis	3	3	12	14	42,66%	0,07
C tropicalis	0	1	2	5	10,66%	0,54
C krusei	0	1	0	0	1,33%	0,08
C glabrata	0	2	0	2	5,35%	0,11

Med: Medicina, **Chirg**: Cirurgia, **Haemato/CAC:** Hematologia/CAC, **ICU:** Unidade de Cuidados Intensivos, **%**: Percentagem, **P=Khi2.**

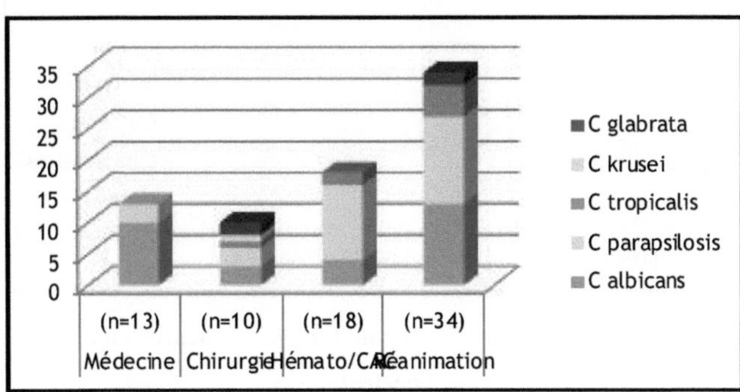

Figura. 37: Distribuição das espécies de acordo com os 4 principais tipos de

serviço

12.12.5 Patologia subjacente

A figura. 38 mostra a distribuição das espécies em doentes com doenças malignas hematológicas.

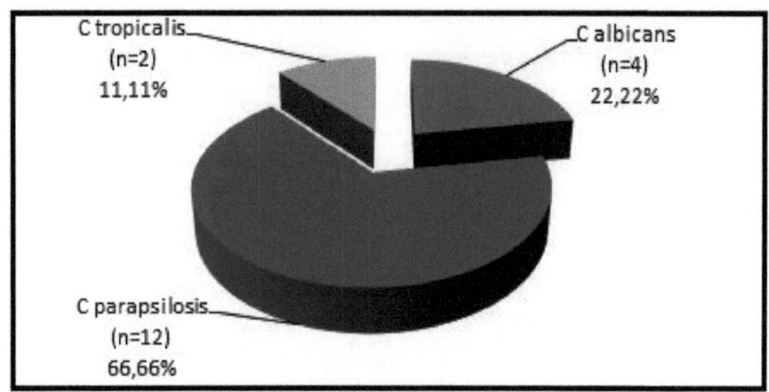

Figura. 38: Distribuição das espécies em doentes com doenças malignas hematológicas

12.12.6 Distribuição das espécies de *Candida* de acordo com a idade do doente

A figura. 39 mostra a distribuição das espécies de *Candida* de acordo com a idade do paciente.

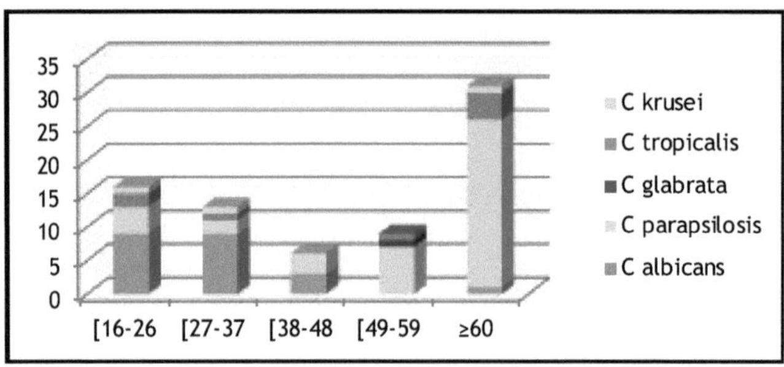

Figura. 39: Distribuição das espécies de *Candida* de acordo com a idade do paciente

A partir da Figura. 39 podemos ver que :

- Entre os 16 e os 37 anos de idade, a espécie *C albicans* predomina sobre as espécies *não albicans*.
- A partir dos 49 anos de idade, as espécies *não-albicans* predominam *sobre as* espécies *C albicans*.
- *O C parapsilosis* é a espécie *não albicans* mais frequentemente isolada, independentemente do grupo etário.

12.13 Gestão terapêutica

12.13.1 Tratamento antifúngico

Apresentamos na Tabela. XVI, os diferentes agentes antifúngicos administrados como tratamento de primeira linha para a candidíase sistémica.

Tabela. XVI: Diferentes agentes antifúngicos administrados como tratamento de primeira linha para a candidíase sistémica

	Caspofungina	Fluconazol	Voriconazol	Não
Candidemia	9	3	24	23
Peritonite	1	3	0	1
Artrite	0	0	1	0
Meningite	0	0	3	0
Endocardit	0	0	1	0
Total	10	6	29	24
Percentage	14,49%	8,7%	42,03%	34,78%

12.13.2 Remoção da linha venosa

No nosso estudo, 48 / 63 doentes tinham uma linha venosa.

A Tabela XVII mostra a evolução dos pacientes de acordo com a retirada ou não da linha venosa.

Tabela. XVII: Evolução dos pacientes de acordo com a remoção ou não do VV

	Ablação VV	Sem ablação VV
Sobrevivência	12(75%)	4(25%)
Mortes	9(28,12%)	23(71,87%)

- A remoção da linha venosa está associada à maior taxa de sobrevivência (75%).
- A não remoção da linha venosa foi associada à maior taxa de mortalidade (71,87%).

12.14 Progresso global após um diagnóstico positivo

Figura. 40, a evolução global após um diagnóstico positivo:

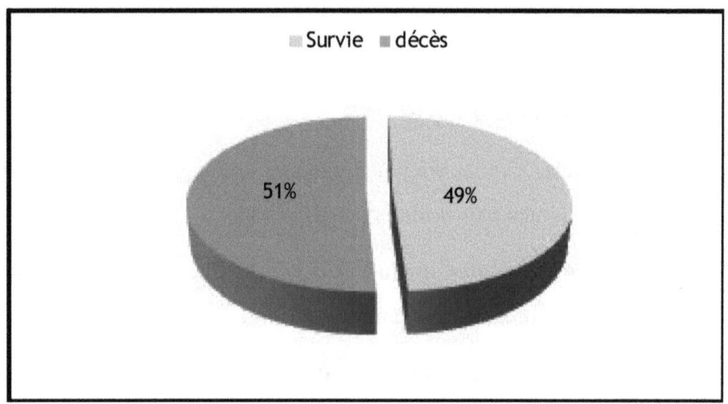

Figura. 40: Evolução global após diagnóstico positivo

O resultado foi favorável para (31/63) pacientes (49%) e desfavorável para (32/63) pacientes (51%), levando à morte.

12.14.1 Evolução global dos doentes de acordo com as espécies

O quadro XVIII mostra a evolução global dos doentes segundo a espécie.

Tabela. XVIII: Evolução global dos doentes segundo a espécie

	C albicans	*C parapsilosis*	*C tropicalis*	*C glabrata*	*C krusei*
Sobrevivência	18(43,90%)	16(39,02%)	5(12,19%)	0(0%)	2(4,87%)
Mortes	12(33,33%)	16(44,44%)	3(8,33%)	1(2,77%)	2(5,55%)
P	0,04	0,48	0,63	0,26	0,84

- A *C parapsilosis* está associada à taxa de mortalidade mais elevada, de 44,44%.
- *A C albicans* está associada à taxa de sobrevivência mais elevada (43,90%).

12.14.2 Mortalidade global de acordo com o tratamento recebido

Figura. 41, a mortalidade global dos doentes de acordo com o tratamento recebido.

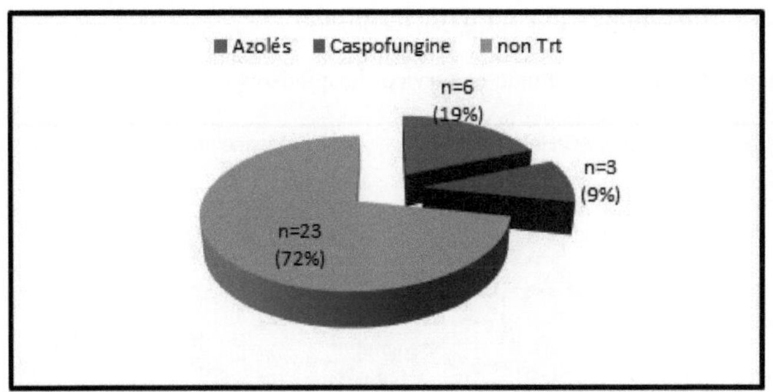

Figura. 41: Mortalidade global segundo o tratamento recebido

12.14.3 Tendência global em função do tempo decorrido até ao início do tratamento

O quadro XIX mostra a tendência geral de acordo com o tempo necessário para iniciar o tratamento.

Quadro. XIX: Tendências globais de acordo com o tempo necessário para iniciar o tratamento

	< 24h	24 - 48h	> 48h	sem trt
Sobreviventes	19(61,29%)	7(22,58%)	5(16,12%)	0(0%)
Mortes	2(6,25%)	1(3,12%)	6(18,75%)	23(71,87%)
P	3,60	0,02	0,78	3,14

><O início tardio do tratamento 48 horas está associado à taxa de mortalidade mais elevada (18,75%), enquanto o início precoce 24 horas produz a taxa de sobrevivência mais elevada (61,29%).

A abstinência do tratamento resulta sempre em morte (71,87%).

12.14.4 Mortalidade por unidade hospitalar

Figura. 42, mortalidade segundo os serviços hospitalares:

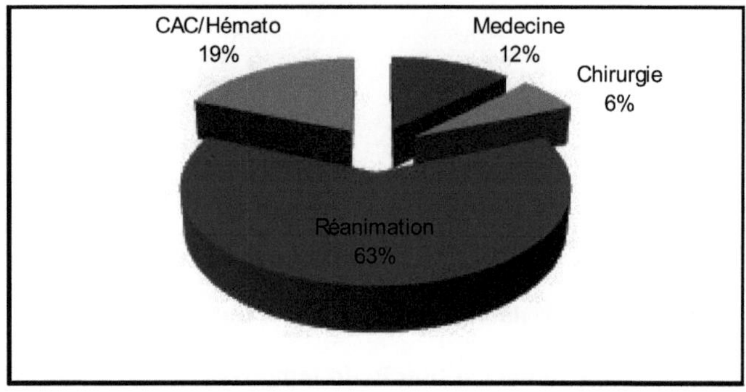

Figura. 42: Mortalidade por sector hospitalar

As unidades de cuidados intensivos registaram a taxa de mortalidade mais elevada (63%) em comparação com as outras unidades.

12.14.5 Tendência geral de acordo com a idade do doente

Figura. 43, Evolução global em função da idade do doente.

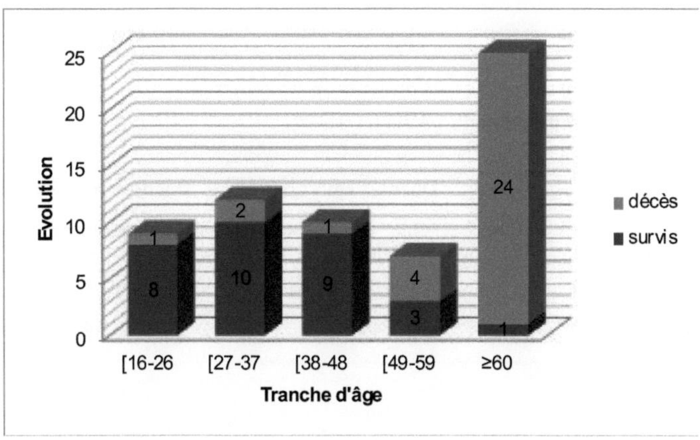

Fig. 43: Tendência geral em função da idade do doente

12.15 Valor dos ensaios de antigénio e anticorpo de manano no diagnóstico da SC

Os pacientes incluídos nesta parte do estudo são classificados em dois grupos:

➢ **Grupo 1**

60 doentes tinham candidíase profunda comprovada (hemocultura positiva ou outra amostra profunda positiva para *Candida)*

➢ **Grupo 2**

26 doentes foram colonizados por leveduras *Candida spp* (candidíase não comprovada).

Tabela. XX: Desempenho da antigenemia isolada

Antigenemia	Doentes com CSP	Doentes colonizados
Positivo	24	00
Negativo	36	26

Sensibilidade: 40%.

Especificidade: 100%.

Tabela. XXI: Desempenho da serologia isolada

Serologia	Doentes com CSP	Doentes colonizados
Positivo	7	4
Negativo	53	22

Sensibilidade: 11,67

Especificidade: 84,62

Quadro XXII. XXII: Desempenho da antigenemia e da serologia associada

Antigenemia **δ Serologia**	Doentes com CSP	Doentes colonizados
Ag e/ou Ac positivos	29	4
Ag e Ac negativos	30	22

Sensibilidade: 49,15%.

Especificidade: 84,62

13 DISCUSSÃO

O principal objetivo deste estudo prospetivo de dois centros é fornecer uma visão geral da epidemiologia da candidíase sistémica e da sua evolução ao longo do tempo no Hospital Universitário BATNA e no CAC.

A maioria dos estudos realizados sobre a candidíase sistémica, nacionais ou internacionais, são multicêntricos e diferem de um centro para outro, de uma região para outra e de um país para outro, daí o interesse nestes estudos para conhecer a epidemiologia local, apesar da desvantagem de o número de casos notificados ser pequeno, o que exige que os estudos sejam realizados durante longos períodos.

Um dos pontos fortes do nosso estudo é o facto de o exame micológico ter sido realizado no nosso laboratório de Parasitologia-Micologia, o que nos permitiu incluir sistematicamente todos os doentes com amostras profundas positivas para *Candida spp* e o seu exame imediato para determinar as espécies envolvidas de forma codificada. Este estudo, realizado durante um período de três anos, de 1 de janeiro de 2016 a 31 de dezembro de 2018, resultou no isolamento de 69 casos comprovados de candidíase sistémica em 63 pacientes, envolvendo 75 isolados.

13.1 Dados demográficos

13.1.1 Idade média

No nosso estudo, a idade média foi de 48,31 anos. De acordo com vários estudos, as idades de maior risco de candidíase sistémica situam-se frequentemente entre os 50 e os 65 anos [229,230].

David L Horn et al encontraram uma idade média de 53,5 anos [229]. Matteo Bassetti et al (2013) encontraram uma idade média de 66,2 anos [230]. Por outro lado, Khelfaoui et al (2016) registaram uma idade média de 29,24 anos [231].

13.1.2 Rácio entre os sexos

No que respeita à repartição por sexos, constatámos uma predominância do sexo masculino (65%), com um rácio M/F = 1,86, o que está em conformidade com todos os dados publicados até à data.

Num estudo americano (2004-2008) de 2019 doentes, 1084 eram homens, ou seja, 53,5% dos doentes [229]. Esta clara predominância masculina é também encontrada noutros estudos: Gupta et al 2015 (57,76%) [232], Bassetti et al 2013 (57%) [230].

Numa escala nacional, Arrache et al (2015) num estudo de infeções fúngicas diagnosticadas no laboratório de Parasitologia-Micologia do CHU Mustapha em Argel entre (2004-2014), também encontraram uma predominância de homens (64,61%) com uma razão de sexo M/F= 1,8 [233]. Khelfaoui et al, em um estudo de candidíase invasiva na unidade de terapia intensiva do Hospital Universitário Constantine (2015-2016), encontraram uma razão de sexo de M/F=1,01 [231].

A explicação mais provável é que a população masculina está mais representada entre os doentes com os principais factores de risco para a candidíase sistémica.

13.2 Serviços de risco

Em nosso estudo, as unidades de terapia intensiva foram as unidades com maior risco de SC, com 32/69 casos de SC diagnosticados, ou seja, (46%). Esta taxa é superior à relatada por Tessier no Hospital Universitário de Bordéus (35%) [234], à relatada por Sasso et al (2017) no Hospital Universitário de Nîmes (23,3%) [235] e à relatada por Tadec et al (2017) no Hospital Universitário de Nantes (27,7%) [236].

Em segundo lugar, vêm os serviços de hematologia/CAC com 18/69 casos, ou seja, (26%) de todos os casos de SC diagnosticados, o nosso resultado está longe do relatado por Tessier (2017) no Hospital Universitário de Bordéus (13%) [234] e do relatado por Tadec et al (2016) no Hospital Universitário de Nantes (18,8%) [236].

As enfermarias de cuidados intensivos e de hematologia/CAC foram as mais afectadas pela SC, uma vez que albergaram os doentes com mais factores de risco, de acordo com o que verificámos (CV, neutropenia, neoplasia maligna hematológica, quimioterapia, ventilação, antibioterapia de largo espetro, permanência≥7 dias).

Nas enfermarias médicas, registámos 13/69 casos, ou seja, (19%), o que está longe dos resultados relatados por Tessier (2017) no Hospital Universitário de Bordéus (39%) [234].

A proporção mais baixa de SC foi registada em departamentos cirúrgicos 06/69 casos, ou seja, (9%), relativamente próxima da encontrada por Tessier (2017) no Hospital

Universitário de Bordéus (13%) [234]. Esta taxa baixa está relacionada com o menor número de amostras recebidas de departamentos cirúrgicos.

13.3 Incidência

Durante o período de estudo, 26323 pacientes foram hospitalizados nos departamentos acima mencionados, e 69 casos de SC foram diagnosticados. Isto dá uma incidência de 2,62 por 1000 admissões, uma taxa próxima da encontrada em vários estudos: Nolla-Salas et al (1997) com uma taxa de 2/1000 admissões [237], Charles et al (2003) com uma taxa de 2,1/1000 admissões [238] e Colombot al (2006) com uma taxa de 2,49/1000 admissões [239] (ver Tabela XXIII).

Esta incidência é considerada elevada e pode ser explicada pela multiplicação dos factores de risco de SC no nosso hospital.

Quadro XXIII: Incidência de candidíase sistémica em doentes hospitalizados

Autores	Período observado	Tipo de paciente	Taxa/1000 admissões
Nolla-Salas et al. Cuidados Intensivos. 1997	1995	Reanimação	2
Charles et al. Intensive Care Med 2003	1990-2000	Reanimação	2,1
Colombo et al J Clin Microbiol 2006	2003-2004	Todo o hospital	2,49
A nossa série	2016-2018	Todo o hospital	2,62

13.4 Proporção

13.4.1 Candidemia

No nosso estudo, recebemos 59 hemoculturas positivas, correspondendo a 59 casos de candidaemia, pelo que a proporção de candidaemia isolada de todos os casos de SC diagnosticados foi de (85,5%). Horn et al (2007) encontraram (77,9%) [240], Lamagni et al (2001) (98%) [2], e Arrache et al (2015) encontraram (92,3%) [233].

Proporções inferiores às nossas foram encontradas por Bitar et al (2013), num estudo realizado sobre micoses invasivas na França metropolitana, a proporção de candidemias isoladas foi de (43,3%) [241].

Leroy et al (2009) (32,1%) [242], e Khelfaoui et al (2016) apenas (6,04%) [231].

Esta elevada proporção pode ser explicada pelo uso frequente de CV, um fator de risco encontrado em (76,19%) dos nossos doentes, especialmente porque a espécie mais frequentemente isolada das hemoculturas foi o *C parapsilosis*, uma espécie intimamente ligada ao uso de CV.

Quadro XXIV: Proporção de candidemias entre os doentes hospitalizados

Autores	Período observado	Tipo de paciente	Proporção
Horn et al. Inf. Dis 2007	2006	Todo o hospital	77,9%
Lamagni et al.			98%
Arrache et al. Journal of Medical Mycology 2015	2004-2014	Todo o hospital	92,3%
Bitar et al. BHE 2013	2001-2010	Todos os hospitais	43,3%
Leroy et al. Crit Care Med. 2009	2005-2006	Todos os hospitais	32,1%
Khelfoui et al. Tese2016	2015-2016	Reanimação	6,04%
A nossa série	2016-2018	Todo o hospital	85,5%

13.4.2 Peritonite

No nosso estudo, recebemos 05 fluidos peritoneais positivos, o que corresponde a 7,25% de todos os SC diagnosticados. Esta taxa é próxima à relatada por Dupont et al (2003) (10%) [115].

Proporções superiores às nossas foram registadas por : Calandra et al (1989) (42%) [243], Montravers et al (1996) (22%) [244] e Sandven et al (2006) (18%) [245].

Delestre et al (2013) registaram apenas (2%) casos de peritonite por *Candida spp* na unidade de cuidados intensivos cirúrgicos do Hospital Universitário ROUEN [246] (ver Quadro XXV).

A baixa taxa de peritonite por *Candida spp* isolada no nosso estudo pode ser explicada pelo facto de apenas (12,69%) dos nossos doentes terem sido submetidos a cirurgia digestiva, que é um fator de risco importante para a peritonite por *Candida spp.*

Quadro XXV: Proporção de peritonite em doentes hospitalizados

Autores	Período observado	Tipo de paciente	Proporção
Dupont et al. Crit Care Med 2003	1994-1999	Reanimação cirúrgica	10%
Montravers et al. Clin Infect Dis 1996	1987-1992	Cirurgia	22%
Sandven et al. J Clin Microbiol. 2006	1991-2003	Cirurgia	18%
Tese de Delestre et al. 2013	2006-2011	Reanimação cirúrgica	2%
A nossa série	2016-2018	Todo o hospital	7,25%

13.5 Factores de risco

Para identificar os vários factores de risco, baseámo-nos naqueles já bem identificados na literatura. Na nossa série, a maioria dos doentes apresentava múltiplos factores de risco e comorbilidades graves.

Os factores de risco para a SC podem ser divididos em dois grupos:

Factores associados aos cuidados de saúde, incluindo a utilização de cateteres, a nutrição parentérica, os procedimentos cirúrgicos e a utilização de medicamentos antimicrobianos.

Os factores do hospedeiro incluem a doença imunossupressora, a neutropenia, a idade e a deterioração do estado clínico devido à doença subjacente [242, 247, 248,249].

No nosso estudo, todos os doentes incluídos (63 doentes) apresentavam pelo menos 02 locais colonizados, sendo a colonização maioritariamente oral (53/146), ou seja, (36,3%), urinária (31/146), ou seja, (21,23%) e rectal (27/146), ou seja, (18,49%). A colonização por *Candida* é um fator de risco cuja importância tem sido reconhecida nos últimos anos. De acordo com vários estudos, este fator de risco para o desenvolvimento de SC está mais relacionado com a presença ou ausência de colonização do que com o número de áreas colonizadas [90,102]. Em todo o caso, a ausência de colonização *por Candida* é um forte indicador a favor da exclusão do diagnóstico de SC [90,102].

≥No nosso estudo, um internamento hospitalar prolongado de 7 dias implicou um risco acrescido de desenvolvimento de SC (encontrado em 53/63 doentes, ou seja, 84,12%), o que está de acordo com uma publicação recente de Murray et al, que salientou que a propagação da infeção fúngica e da sépsis estava ligada à duração do internamento hospitalar [250].

Vincent et al (1995), no estudo EPIC, mostraram que os doentes com 21 dias ou mais de hospitalização na unidade de cuidados intensivos tinham um aumento de 33 vezes no risco de adquirir uma infeção nosocomial em comparação com os que permaneciam 24 a 48 horas na mesma unidade [92]. Zaoutis et al (2005) mostraram que a candidíase sistémica prolongava a duração do internamento em média 10 dias [251].

A exposição a antibióticos de largo espetro foi um fator de risco para a SC em 58/63 doentes (92,06%). O tratamento antibiótico foi sistemático, uma vez que o choque sético foi o motivo mais comum de hospitalização em 33,33% dos nossos doentes.

O risco de complicações fúngicas aumenta com o tratamento prolongado com antibióticos de largo espetro. De acordo com o estudo realizado por Wey et al (1989), o número de antibióticos diferentes foi o fator de risco prognóstico mais importante para a propagação da candidíase, (94%) dos doentes que desenvolveram candidíase já tinham sido expostos a antibióticos, o que está próximo da nossa proporção [107].

A amplitude do espetro antimicrobiano e a duração da exposição também estão correlacionadas com o risco de complicações fúngicas [94]. No nosso estudo, mais de 60% dos doentes receberam mais de 2 antibióticos de largo espetro.

Fraser et al (1992) referiram que 94% dos doentes com candidemia tinham sido previamente expostos a antibióticos e 62% tinham recebido mais de quatro medicamentos diferentes [108].

Os antibióticos destroem a flora microbiana comensal, libertando ácido murâmico da parede bacteriana, o que leva à filamentação de leveduras e à proliferação oportunista de *Candida.*

No nosso estudo, 48/63 doentes, ou seja, 76,19%, tinham um cateter venoso, uma vez que a maioria estava internada nos serviços de cuidados intensivos e de hematologia/CAC. O cateter intravascular utilizado para a nutrição parentérica favorece a evolução de várias espécies de *Candida* [252,253]. De facto, quando o cateter é inserido, é criado um trauma adventício no ponto de entrada, levando à trombose. A levedura multiplica-se na proximidade do ponto de entrada do cateter, infiltra-se depois na veia e coloniza o trombo pré-existente. O trombo pode então espalhar-se para a corrente sanguínea, levando a embolias fúngicas. Estudos demonstraram que, nas infecções da corrente sanguínea associadas a cateteres, *a Candida spp* tem um tempo de crescimento mais curto do que as provenientes de outras fontes [254].

No nosso estudo, a neutropenia foi detectada em 18/63 doentes (28,57%). A malignidade hematológica foi detectada em 18/63 doentes (28,57%). A quimioterapia foi detectada em 20/63 doentes (31,74%). Estes três factores de risco estão intimamente ligados. Os tumores hematológicos levam a um défice de células polinucleares neutrófilas (PNN), essenciais para a defesa do organismo contra a propagação de leveduras. A neutropenia pode também ocorrer durante o tratamento da leucemia com medicamentos citostáticos ou imunossupressores utilizados para evitar a rejeição de transplantes de medula óssea ou de rins.

O nosso estudo não identificou a cirurgia recente como um fator de risco predominante, tendo sido encontrada apenas em 08 doentes (12,69%). Este dado é semelhante ao estudo de Tortorano et al (2006), que encontrou cirurgia recente em 50% dos casos [255].

Vários estudos demonstraram a relação entre candidaemia e cirurgia recente [256,257], especialmente cirurgia abdominal. Existem várias explicações para esta observação, mas a manipulação do intestino e o efeito da ressecção na microbiologia intestinal, na abundância do microbiota e na função epitelial podem contribuir para a possibilidade de candidaemia. Estudos demonstraram que os doentes com elevada fuga anastomótica, bem como os doentes com perfuração gastrointestinal recorrente, pancreatite necrosante aguda, têm um risco mais elevado de candidemia [111].

A análise multivariada dos factores de risco de acordo com o grau de colonização fúngica mostrou que a idade ≥60 anos **(P=0,005)**, a quimioterapia **(P=0,003)** e o tratamento imunossupressor **(P=0,04)** foram os factores de risco mais significativamente associados ao risco de desenvolver candidíase sistémica em doentes altamente colonizados (IC ≥0,5).

13.6 Dados micológicos

Tradicionalmente, *a C. albicans* era a espécie mais isolada. No entanto, nos últimos 15 anos, tem-se observado a nível mundial uma tendência para espécies *não albicans*. No nosso estudo, obtivemos 75 isolados de diferentes culturas profundas. A identificação das espécies mostrou uma predominância de espécies *não-albicans* (45/75 isolados, ou seja, 60%) em comparação com espécies de *Candida albicans* (30/75 isolados, ou seja, 40%), o que é consistente com vários estudos [233,258, 262,263]. No entanto, noutros estudos, *a Candida albicans* foi a espécie mais frequentemente isolada em comparação com a *não-albicans* [231, 245,259].

Tal como em todos os estudos publicados até à data, foram isoladas outras espécies para além de *Candida albicans, C parapsilosis, C tropicalis, C krusei* e *C glabrata.*

No nosso estudo, *C parapsilosis* foi a espécie *não-albicans* mais frequentemente isolada, 32/75 isolados, ou seja, 42,66%, o que não é habitualmente observado na literatura, onde *C glabrata* é a espécie mais frequentemente isolada [260,261].

No entanto, vários estudos descobriram que esta espécie predomina em todos os isolados. Arrache et al 2016 isolaram *C parapsilosis* com uma frequência de (36,6%) [233], Ng et al (2001) (51%) [262], Khalfaoui (2016) (22,22%) [231], e Medrano et al (2006) (36%) [263] e Montagna (2013) (43,84%) [258].

Quadro XXVI: Distribuição das espécies de *Candida*

	P Sandven 2006 [245]	**MT Montagna 2013 [258]**	**N Yapar 2011 [259]**	**N Khelfaoui 2015-2016 [231]**	**D Arrache 2015 [233]**	**DJ Medrao 2006 [263]**	**KP Ng 2001 [262]**	**A nossa série**
C albicans	70%	40,2%	45,8 %	55,55%	31,6%	28%	11,8 %	40%
C glabrata	13%	7,98%	4,8%	/	/	4%	1%	1,33 %
C parpsilosis	6%	43,84%	14,5 %	22,22%	36,6%	36%	51%	42,66 %

C tropicalis	7%	7,98%	24,1 %	22,22%	23,3%	16%	25,5 %	10,66 %
C krusei	/	/		/	3,3%	/	/	5,35 %

A C. parapsilosis está mais frequentemente associada à presença de uma linha venosa central e à utilização de nutrição parentérica do que qualquer outra espécie de fungo [264].

Sublinhou que *o C parapsilosis* é um colonizador frequente da pele e está frequentemente associado a infecções relacionadas com cateteres. Nutrição parentérica e endocardite em doentes de cirurgia cardíaca [265,266].

(46%) dos doentes incluídos no nosso estudo estavam internados em cuidados intensivos e (26%) em hematologia/CAC, dos quais (76,19%) tinham cateter venoso, o que poderá explicar a maior frequência desta espécie.

Em doentes com tumores sólidos e candidíase no M.D. Anderson Cancer Centre da Universidade do Texas, entre 1998 e 2002, as taxas de candidíase causada por *C. albicans* e *C. parapsilosis* foram de 40% e 35%, respetivamente [267].

Em contraste, um estudo anterior indicou que *a C. parapsilosis* representava apenas 7% das infecções por *Candida* em doentes oncológicos [268].

A utilização de antibióticos de largo espetro favorece o aparecimento *de C parapsilosis* [201]. 92,06% dos nossos doentes tinham recebido antibióticos de largo espetro (Vancomicina, Emipinem, Tienam, Ertoperene, Ciprolon, Amikacin).

In vitro, *a C. parapsilosis* tem um nível significativamente mais baixo de sensibilidade às equinocandinas (Caspofungina, Anidulafungina, Micafungina) do que o observado noutras espécies de *Candida.* A caspofungina foi introduzida ao mesmo tempo que o aparecimento da candidemia *por C. parapsilosis,* com tendência para estar ligada ao seu nível de consumo nos cuidados intensivos [201].

C tropicalis foi a terceira *Candida* mais frequentemente isolada com 8/75 isolados (10,66%), o que está de acordo com estudos [255,269]. ≥Esta baixa taxa pode ser explicada pelo facto de a nossa população ser jovem de 16 anos e esta espécie ser frequentemente isolada de crianças e recém-nascidos [214, 247]. Arrache et al (2015) isolaram *C tropicalis* em 23,3% dos isolados [233].

Isolámos *Candida krusei* em 4/75 dos isolados (5,33%); em 4 doentes com intoxicação alimentar por um produto lácteo admitidos nos cuidados intensivos. Dados encontrados em alguns estudos [233, 270, 271].

Através do cálculo do Chi2 (ver quadro XII)

- *A C tropicalis* foi a espécie mais significativamente isolada das culturas de sangue **(P=0,02)**.
- Não há diferença significativa no isolamento em relação a outras espécies.

De todas as zaragatoas superficiais positivas, *a Candida albicans* apresentou 58/146 (39,72%) em comparação com as espécies *não albicans* com 88/146 (60,28%).

Candida glabrata foi a espécie *não albicans* mais frequentemente isolada (43/88), ou seja, (48,86%).

Através do cálculo do Chi2 (ver quadro XIV) :

- *C albicans* foi a espécie mais significativamente isolada dos esfregaços bucais **(P=0,02)**.
- *C parapsilosis* foi a espécie mais significativamente isolada das amostras de urina **P=0,0003.**
- *C tropicalis* foi a espécie mais significativamente isolada de esfregaços bucais **(P=0,0002)**.
- Para as outras espécies, não há diferença significativa no isolamento.

Distribuição das espécies de *Candida* em função da idade do paciente de acordo com a Figura. 39 observamos que:

- Entre as idades [16-37], a predominância de espécies de *C albicans* em comparação *com* espécies *não-albicans*.

- A partir dos 49 anos de idade, as espécies *não-albicans* predominam *sobre as* espécies *C albicans.*
- *O C parapsilosis* é a espécie *não albicans* mais frequentemente isolada, independentemente do grupo etário.

A maioria dos isolados foi obtida na unidade de cuidados intensivos (34/75), ou seja, (45,33%), e na hematologia/CAC (18/75), ou seja, (24%).

Ao calcular o Chi2 (ver Quadro XV), *C albicans* é a espécie mais significativamente isolada nas unidades de cuidados intensivos **P=0,01**.

13.7 Patologias subjacentes

A malignidade hematológica foi a patologia subjacente mais comum (18/63 doentes, ou seja, 30%). Todos estes doentes foram hospitalizados em enfermarias de hematologia/CAC, nas quais se registou uma clara predominância de espécies *não-albicans* (14/18), ou seja, (77,78%), em comparação com espécies de *Candida albicans* (4/18), ou seja, (22,22%). (Figura 42).

Candida parapsilosis foi a espécie *não-albicans* predominante isolada (12/14), ou seja, (85,71%).

De acordo com os seus resultados, a patologia subjacente está intimamente ligada à distribuição das espécies. No nosso estudo, os doentes com doenças hematológicas malignas tinham mais probabilidades de desenvolver candidaemia causada por uma espécie *não albicans* (*C parapsilosis*) do que por *Candida albicans.*

13.8 Gestão terapêutica

13.8.1 Tratamento antifúngico

Apresentamos na Tabela. XVI, os diferentes agentes antifúngicos administrados como tratamento de primeira linha para a candidíase sistémica.

- No que respeita ao tratamento antifúngico, 35 casos de SC ou 50,72% foram tratados com azóis, principalmente **Voriconazol** 29 casos ou 42,03% e 6 casos ou 8,7% foram tratados com Fluconazol.
- A caspofungina foi utilizada no tratamento de 10 casos de SC (14,49%).
- 24 casos de SC (34,78%) não foram tratados.
- **O voriconazol** foi, por conseguinte, o fármaco mais frequentemente utilizado no

tratamento de casos de SC no nosso estudo.

13.8.2 Remoção da linha venosa

No nosso estudo, 48/63 doentes tinham uma linha venosa (Tabela XVII).

A remoção da linha venosa (VV) é um bom fator de prognóstico. Uma taxa de sobrevivência de 75% está associada à remoção do cateter venoso.

A não remoção da linha venosa está associada a uma elevada taxa de mortalidade (71,87%).

A não remoção da linha venosa é, portanto, um fator de risco para a mortalidade, e o cálculo do Chi2 é altamente significativo, **P=0,002**.

13.9 Tendências gerais e mortalidade

A evolução foi favorável para (31/63) doentes, ou seja, (49%), e desfavorável para (32/63) doentes, ou seja, (51%), resultando em morte, o que representa uma taxa de mortalidade elevada que realça a gravidade destas infecções (Figura 40).

A nossa taxa de mortalidade é elevada em comparação com a encontrada por Horn (2009) (35,2%) [229], Xavier Tessier (2017) e Khalfaoui et al (2016) (33,3%) [231,234].

A elevada taxa de mortalidade no nosso estudo é explicada por :

- Diagnóstico tardio, por vezes mesmo post-mortem ou numa fase de sépsis grave.
- Início tardio do tratamento antifúngico >48 horas.
- A escolha do tratamento antifúngico baseia-se na molécula disponível no hospital e não na sensibilidade da espécie em causa.
- Negligência do tratamento antifúngico apesar de um diagnóstico positivo.
- Incumprimento do período de tratamento (14 dias após a última hemocultura positiva).

No nosso estudo, conseguimos demonstrar alguns factores que influenciam a taxa de mortalidade:

- As espécies de *Candida* envolvidas: *a C parapsilosis* está associada a um pior prognóstico, com mais de 44% dos doentes a apresentarem um resultado desfavorável.

Em contrapartida, os doentes com *C albicans* tiveram a taxa de sobrevivência mais elevada (43,90%) (Quadro XVIII).

Quando o qui-quadrado foi calculado, *C albicans* foi a espécie mais significativamente associada a um bom prognóstico **(P=0,04)**.

- As enfermarias que albergam doentes com SC de alto risco tiveram uma taxa de mortalidade muito elevada, tal como no nosso estudo, as enfermarias de cuidados intensivos tiveram a taxa de mortalidade mais elevada em comparação com as outras enfermarias, com mais de metade de todas as mortes (63%) (Figura 42).
- A idade avançada ≥60 anos está correlacionada com um mau prognóstico e uma elevada mortalidade 24/32 mortes ou 75% (Figura43).
- A não instituição do tratamento foi responsável por uma alta taxa de mortalidade de 23/32 mortes (72%) (Figura 41).

  A escolha do tratamento determina o desfecho, com mais mortes observadas com o uso de azóis (06/32 mortes ou 19%) do que com o uso de equinocandinas (Caspofungina) (03/32 mortes ou 9%) (Figura 41).

  A utilização inicial de azóis está associada a uma taxa de mortalidade mais elevada do que a das equinocandinas.

  De acordo com alguns estudos, as equinocandinas são mais eficazes do que os azóis no tratamento da candidíase invasiva [272, 273, 274], o que é consistente com os nossos resultados.
- O tempo necessário para iniciar o tratamento antifúngico determina o resultado. É interessante notar que o tempo necessário para iniciar o tratamento tem uma grande influência no resultado do doente. ><Por exemplo, o início tardio do tratamento, 48 horas, está associado à taxa de mortalidade mais elevada (18,75%), enquanto o início precoce, 24 horas, está associado à taxa de sobrevivência mais elevada (61,29%). A abstinência do tratamento resulta sempre em morte (72%) (Quadro XIX).

Quando o qui-quadrado é calculado, a administração de tratamento antifúngico dentro de 24-48 horas está associada de forma mais significativa a um bom prognóstico **(P=0,02).**

- A não remoção da linha venosa foi associada a uma elevada taxa de mortalidade (**P=0,002**).

  (Quadro XVII).

  A mesma observação foi feita por (Beraud 2009) com um Chi2 calculado =0,038 [275] Rex et al demonstraram que a remoção do cateter encurta a duração da candidemia [276]. Os doentes que apresentam uma infeção relacionada com o cateter têm um inóculo mais elevado, o que explica o tempo mais rápido de desenvolvimento e o facto de os estudos observacionais terem demonstrado uma menor mortalidade quando o cateter é removido [277,278].

13.10 O valor dos ensaios de antigénio e anticorpo Mn

- A proporção de doentes com antigenemia Mn positiva e SC comprovada é de 40%.

  A mesma proporção foi observada por Sendid [279].

  A proporção de doentes com antigenemia Mn negativa e sem SC comprovada (colonizados) é de (100%).

  O ensaio do antigénio Mn, por si só, pode, portanto, ser utilizado para diferenciar entre doentes infectados e colonizados (quadro XX).

- A proporção de doentes com serologia positiva e SC comprovada foi de 11,67%.

  A proporção de doentes com serologia negativa e sem SC comprovada (colonizados) foi de 84,62%.

  Por conseguinte, a serologia, por si só, não consegue distinguir entre doentes infectados e colonizados (baixa sensibilidade) (quadro XXI).

- A combinação dos dois testes resultou num aumento da sensibilidade (49,15%) com uma especificidade de (84,62%), o nosso resultado está muito longe das sensibilidades observadas em vários estudos. Sendid et al (84%) [279].

  A combinação dos dois testes permite, por conseguinte, distinguir os doentes infectados dos colonizados (quadro XXII).

13.11 Limitações do estudo

O nosso estudo tem algumas limitações:

- A dimensão reduzida da amostra obrigou a que o estudo fosse efectuado ao longo de vários anos.

- A procura de exames micológicos de amostras profundas, incluindo culturas de sangue, não é um reflexo para os clínicos, o que minimizou a dimensão da amostra do nosso estudo. De cada vez, tivemos de nos deslocar aos serviços e sensibilizar os clínicos para o valor do diagnóstico micológico.
- A limitação da nossa amostra deveu-se também ao facto de os doentes serem sistematicamente tratados com agentes antifúngicos mesmo na ausência de sinais clínicos (como medida profilática).
- Fomos confrontados com o facto de os meios de diagnóstico, quer biológicos quer serológicos, não estarem disponíveis, e o autofinanciamento foi a única forma de realizar este estudo.
- A falta de colaboração por parte de alguns clínicos, nomeadamente no que diz respeito ao início do tratamento e à adesão à duração do tratamento, e mesmo à libertação de doentes sem cobertura antifúngica, teve um impacto nos nossos resultados e progressos.

CONCLUSÃO/ RECOMENDAÇÕES

O nosso estudo epidemiológico prospetivo, realizado durante três anos no Hospital Universitário BATNA e no CAC, permitiu-nos identificar as diferentes espécies de *Candida* envolvidas, os factores de risco que predispõem os doentes a contrair esta infeção e os factores que influenciam o prognóstico.

A candidíase sistémica continua a ser uma doença grave e está constantemente a aumentar, devido ao número crescente de pessoas em risco. No nosso estudo, foi registada uma incidência elevada (2,62 por 1000 admissões), um valor em consonância com os dados internacionais, o que sublinha a importância destas condições. O seu prognóstico continua a ser muito mau, devido, por um lado, à gravidade da própria doença, responsável por uma taxa de mortalidade elevada (51%) (uma taxa muito elevada em comparação com os dados nacionais ou mesmo internacionais), e, por outro lado, à gravidade das patologias subjacentes. No nosso estudo, a malignidade hematológica foi a patologia de base que mais predispõe ao risco de candidíase sistémica, o que nos levou a dar maior importância à pesquisa destas infecções nos doentes internados em oncologia/hematologia com leucemia, sobretudo na presença de sinais clínicos que permitam um diagnóstico preventivo.

Vários factores de risco predispõem à SC: a colonização endógena favorecida pela antibioterapia de largo espetro, o grau de colonização por leveduras *Candida*, a neutropenia, a utilização de múltiplos procedimentos invasivos (CV), a idade avançada, a quimioterapia, o internamento prolongado, etc. Assim, o conhecimento dos factores de risco e do perfil dos doentes com maior risco de SC, sobretudo nos serviços de cuidados intensivos e de hematologia/CAC, é um dos meios que nos permite fazer um diagnóstico presuntivo e iniciar um tratamento preventivo de forma a reduzir a taxa de mortalidade.

Em caso de candidíase sistémica biologicamente comprovada, o tratamento curativo adaptado ao estado imunitário do doente e à sensibilidade das estirpes isoladas aos agentes antifúngicos deve ser instituído o mais rapidamente possível (< 24 horas), respeitando a duração e a dose recomendadas, para evitar o insucesso terapêutico e a emergência de resistências. O tratamento específico é atualmente consensual e baseia-se na utilização de uma equinocandina de primeira linha.

Recomendamos vivamente que remova a fonte do ficheiro :

- Remoção sistemática de cateteres venosos (CVs).
- Evitar a utilização aleatória e abusiva de antibióticos de largo espetro em caso de febre.
- Recomendamos começar com uma monoterapia adaptada ao antibiograma.
- Ter o reflexo de suspeitar de candidíase sistémica se a febre persistir durante mais de 3 dias apesar de uma terapia antibiótica adequada.

Por fim, para evitar infecções profundas *por Candida*, recomendamos vivamente :

- Respeito rigoroso da higiene de base através da desinfeção das mãos do pessoal de enfermagem, médico e paramédico com uma solução hidroalcoólica.
- A utilização de profilaxia com Fluconazol (400mg/dia) para reduzir a incidência de infecções superficiais e sistémicas por leveduras *do género Candida*: Em doentes neutropénicos após transplante de medula óssea ou transplante de órgãos sólidos.

  Em doentes infectados pelo VIH, ajuda a prevenir a candidíase orofaríngea e esofágica

  Em doentes de cuidados intensivos moderada e altamente colonizados (IC $\geq$ 0,5) que foram submetidos a cirurgia do trato digestivo ou que têm pancreatite aguda.

BIBLIOGRAFIA

[1] Kullberg BJ, Arendrup MC. Candidíase invasiva. N Engl J Med. 8 de outubro de 2015,373(15): 1445-56.

[2] Lamagni TL, Evans BG, Shigematsu M, et al. Tendências emergentes na epidemiologia das micoses invasivas em Inglaterra e no País de Gales (1990 - 9). Epidemiol Infect 2001: 126: 397-414.

[3] Wisplinghoff H, Bischoff T, Tallent SM, et al. Nosocomial bloodstream infections in US hospitals: Analysis of 24179 cases from a prospective nation-wide surveillance study. Clin Infect Dis 2004: 39: 309-3172.

[4] Marchetti O, Bille J, Fluckiger U, and al. Epidemiologia da candidemia em hospitais suíços de cuidados terciários: Tendências seculares, 1991-2000. Clin Infect Dis 2004:38: 311-3203.

[5] Lepape A. Candidíase grave nos cuidados intensivos. In: BLANLOEIL Y, eds. Conférences d'actualisation 1999, 41ème Congrès national d'anesthésie et de réanimation. Paris, Elsevier, 1999: 495-503.

[6] Ascioglu S, Rex JH, de Pauw B, Bennett JE, Bille J, Crokaert F, et al. Defining opportunistic invasive fungal infections in immunocompromised patients with cancer and hematopoietic stem cell transplants: an international consensus (Definição de infecções fúngicas invasivas oportunistas em doentes imunocomprometidos com cancro e transplantes de células estaminais hematopoiéticas: um consenso internacional). Clin Infect Dis. 2002 Jan 1:34(1): 7-14.

[7] Eggimann P, Garbino J, Pittet D. Epidemiology of Candida species infections in critically ill non-immunosuppressed patients. Lancet Infect Dis 2003; 11: 685-702.

[8] Oberoi JK. Candidíase invasiva. JIMSA janeiro - março de 2010 Vol. 23 No. 1.

[9] Yapar N. Epidemiologia e factores de risco para a candidíase invasiva. Ther Clin Risk Manag. 2014; 10:95-105.

[10] Sendid B, Poirot JL, Tabouret M, Bonnin A, Caillot D, Camus D, et al. Deteção combinada de mananemia e anticorpos antimanano como estratégia para o diagnóstico de infeção sistémica causada por espécies patogénicas de Candida. J Med Microbiol. 2002; 51(5): 433-42

[11] Almirante B, Rodriguez D, Park BJ, Cuenca-Estrella M, Planes AM, Almela M, et al. Epidemiologia e factores de previsão da mortalidade em casos de infeção da corrente sanguínea por Candida: resultados da vigilância de base populacional, Barcelona Espanha, de 2002 a 2003. J Clin Microbiol, 43 (2005), pp. 1829-1835.

[12] Chabasse D. Os bolores de interesse médico. Cahier de formation biologie médicale março de 2002.

[13] Lusven M, Poedras LE. MICOLOGIA MÉDICA: Classificação dos organismos. Parasitologia, micologia médica, Guiguen 14/09/2010.

[14] Buffo J, Herman MA e Soll DR. Uma caraterização do dimorfismo regulado pelo pH em Candida albicans. Mycopathologia. 1984. 85 :21-30.

[15] http: //www. botany. hawaii. edu/faculty/wong/BOT135/DESCRIPT. htm

[16] https: //cienciaybiologia. com/subdivision-zygomycotina

[17] http: //www. microbiologiemedicale. fr

[18] http://sites.google. com/site/plantevolutionarydiversity/basidiomycota-agaricomycotina

[19] www.microbiologiemedicale.fr/mycologie/classificationdeschampignonsmicr scopiques.htm

[20] Bialkova A e Subik J. Biology of the pathogenic yeast Candida glabrata (Biologia da levedura patogénica Candida glabrata). Folia Microbiol. 2006. 51: 3&20.

[21] http: //www. microbiologyinpictures. com/bacteria-photos/Candida-albicans-photos/Candida. html

[22] http : //campus. cerimes. fr/parasitologie/enseignement/candidos/site/html/6. html

[23] Sudbery P, Gow N e Berman J. The distinct morphogenic states of Candida albicans. Trends Microbiol 2004. 12: 317-324.

[24] Barelle CJ, Richard ML, Gaillardin C, Gow NA e Brown AJ. Candida albicans VAC8 is required for vacuolar inheritance and normal hyphal branching. Eukaryot Cell. 2006 Feb; 5(2): 359-67.

[25] http: //archive. bio. ed. ac. uk/jdeacon/FungalBiology/chap16_i. htm

[26] Gow NA. Candida albicans muda de parceiro. Mol Cell 2002. 10: 217-218.

[27] Cole GT, Seshan KR, Phaneuf M e Lynn KT. Chlamydospore-like cells of Candida albicans in the gastrointestinal tract of infected immunocompromised mice. Can J Microbiol 1991. 37: 637-646.

[28] http: //nursingcrib. com/microbiology/candida-albicans/

[29] Kibbler CC, Seaton S, Barnes RA and al. Management and outcome of bloodstream infections due to Candida species in England and Wales. J Hosp Infect. 2003; 54(1): 18-24.

[30] Anane A, Kallel K, Kaouech E, BelHaj S, Chaker E. Candida dubliniensis: uma nova espécie emergente. Annales de biologie clinique volume 65 número 1 janeiro-fevereiro 2007.

[31] Forche A, Schönian G, Gräser Y, Vilgalys R, Mitchell TG. 1999. Estrutura genética de populações típicas e atípicas de Candida albicans de África. Fungal Genet. Biol. 28: 107-125.

[32] Tietz HJ, Küssner A, Thanos M, De Andrade MP, Presber W, Schönian G. 1995. Caracterização fenotípica e genotípica de isolados vaginais invulgares de Candida albicans de África. J. Clin. Microbiol. 33: 2462-2465.

[33] Alonso-Vargas R, Elorduy L, Eraso E, Cano FJ, Guarro J, Ponton J, Quindos G. 2008. Isolamento de Candida africana, prováveis estirpes atípicas de Candida albicans, de uma paciente com vaginite. Med. Mycol. 46: 167-170.

[34] Jacobsen MD, Boekhout T, Odds FC. 2008. A tipagem de sequências multilocus confirma a sinonímia mas realça as diferenças entre Candida albicans e Candida stellatoidea. FEMS Yeast Res. 8: 764-770.

[35] Romeo O, De Leo F, Criseo G. 2011. Capacidade de adesão de Candida africana: um estudo comparativo com Candida albicans e Candida dubliniensis. Mycoses 54: e57-e61.

[36] Campbell CK, Davey KG, Holmes AD, Szekely A, Warnock DW. 1999. Comparação do sistema API Candida com o sistema AUXACOLOR2 para identificação de agentes patogénicos comuns de leveduras. J. Clin. Microbiol. 37: 821-823.

[37] Chu WS, Magee BB e Magee PT. Construção de um mapa de macrorestrição SfiI do genoma de Candida albicans. J Bacteriol 1993. 175: 6637-6651.

[38] Poulain D, Feuilhade DE, Chauvin M. Candidoses et levuroses diverse Encycl. Med. Chir (Elsevier, Paris), Doenças Infecciosas, 8-602-A-10, 1995, 12 p.

[39] Latge JP. A parede celular: uma armadura de hidratos de carbono para a célula fúngica. Mol Microbiol 2007; 66: 279-90.

[40] Biswas S, Van Dijck P, Datta A. Sensação ambiental e vias de transdução de sinal que regulam os determinantes morfopatogénicos de Candida albicans. Microbiol Mol Biol Rev 2007; 71: 348-76.

[41] Smits GJ, Kapteyn JC, Van den Ende H, Klis FM. Dinâmica da parede celular em leveduras. Curr Opin Microbiol 1999; 2: 348-52.

[42] Calderone RA e Braun PC. Adherence and recetor relationships of Candida albicans. Microbiol Rev 1991. 55: 1-20.

[43] Nakagawa Y, Ohno N e Murai T. Suppression by Candida albicans beta-glucan of cytokine release from activated human monocytes and from T cells in the presence of monocytes. J Infect Dis 2003. 187: 710-713.

[44] Pastor MG. Cell envelope of Candida albicans. Crit Rev Microbiol 1987. 15: 7-25

[45] Chaffin WL, Lopez-Ribot JL, Casanova M, Gozalbo D e Martinez JP. Cell wall and secreted proteins of Candida albicans: identification, function, and expression. Microbiol Mol Biol Rev 1998. 62: 130-180

[46] Jones JM. Laboratory diagnosis of invasive candidiasis. Clin Microbiol Rev 1990. 3: 32-45.

[47] Mille C, Janbon G, Delplace F, Ibata-Ombetta S, Gaillardin C, Strecker G, Jouault T, Trinel PA e Poulain D. Inactivation of CaMIT1 inhibits Candida albicans phospholipomannan beta-mannosylation, reduces virulence, and alters cell wall protein beta-mannosylation. J Biol Chem 2004. 279: 47952-47960.

[48] Ruiz-Herrera J, Elorza MV, Valentin E e Sentandreu R, Organização molecular da parede celular de Candida albicans e sua relação com a patogenicidade. FEMS Yeast Res 2006. 6: 14-29.

[49] Tronchin G, Poulain D, Herbaut J e Biguet J. Localização de quitina na parede celular de Candida albicans por meio de aglutinina de germe de trigo. Estudos de fluorescência e ultra-estruturais. Eur J Cell Biol 1981. 26: 121-128.

[50] Molano J, Bowers B e Cabib E. Distribuição da quitina na parede celular da levedura. Um estudo ultra-estrutural e químico. J Cell Biol 1980. 85: 199-212.

[51] Lopez-Ribot JL, Casanova M, Murgui A e Martinez JP. Resposta dos anticorpos aos antigénios da parede celular de Candida albicans. FEMS Immunol Med Microbiol 2004. 41: 187-196.

[52] Nicholls S, MacCallum DM, Kaffarnik FA, Selway L, Peck SC, Brown AJ. A ativação do fator de transcrição de choque térmico Hsfl é essencial para a virulência total do agente patogénico fúngico Candida albicans. Fungal Genet Biol. 2011; 48: 297-305.

[53] Berman J, Sudbery PE. Candida albicans: a molecular revolution built on lessons from budding yeast. Nat Rev Genet. 2002; 3: 918-30.

[54] Staib P, Morschhäuser J. Chlamydospore formation in Candida albicans and Candida dubliniensis an enigmatic developmental programme. Mycoses. 2007; 50: 1-12

[55] Soll DR. Porque é que *a Candida albicans* muda? FEMS Yeast Res. 2009; 9: 973-89.

[56] Odds FC. Candida and Candidosis. segunda ed. Bailliere Tindall, Londres, Reino Unido, 1988.

[57] Sudbery PE. Crescimento das hifas de Candida albicans. Nat Rev Microbiol. 2011; 9 : 737-48. doi: 10. 1038/nrmicro2636.

[58] Albuquerque P, Casadevall A. Quorum sensing em fungos. Uma revisão Med Mycol. 2012; 50: 337-45.

[59] Jacobsen ID, Wilson D, Wächtler B, Brunke S, Naglik JR, Hube B. Candida albicans dimorphism as a therapeutic target. Expert Rev Anti Infect Ther. 2012; 10: 85-93.

[60] Saville SP, Lazzell AL, Monteagudo C, Lopez-Ribot JL. Engineered control of cell morphology in vivo reveals distinct roles for yeast and filamentous forms of *Candida albicans* during infection. Eukaryot Cell. 2003; 2: 1053-60.

[61] Garcia MC, Lee JT, Ramsook CB, Alsteens D, Dufrêne YF, Lipke PN. A role for amyloid in cell aggregation and biofilm formation. PLoS One. 2011; 6: e17632.

[62] Verstrepen KJ, Klis FM. Floculação, adesão e formação de biofilme em leveduras. Mol Microbiol. 2006; 60: 5-15.

[63] Zordan R, Cormack B. Adhesins on Opportunistic Fungal Pathogens (Adesinas em agentes patogénicos fúngicos oportunistas). Em Candida and candisiasis, 2nd ed; Calderone RA, Clancy CJ. eds. ASM Press, Washington, DC, pp 243-259, 2012.

[64] Murciano C, Moyes DL, Runglall M, Tobouti P, Islam A, Hoyer LL, et al. Avaliação do papel das proteínas da sequência semelhante à aglutinina (Als) da Candida albicans nas interações das células epiteliais orais humanas. PLoS One. 2012; 7: e33362.

[65] Staab JF, Bradway SD, Fidel PL, Sundstrom P. Propriedades adesivas e de substrato de transglutaminase de mamíferos da Candida albicans Hwp1. Science. 1999; 283: 1535-8.

[66] Sundstrom P, Balish E, Allen CM. Papel essencial do substrato da transglutaminase de Candida albicans, a proteína 1 da parede hifal, na candidíase oroesofágica letal em ratinhos imunodeficientes. J Infect Dis. 2002; 185: 521-30.

[67] Nobile CJ, Schneider HA, Nett JE, Sheppard DC, Filler SG, Andes DR, e al. Função complementar da adesina na formação de biofilme de C albicans. Curr Biol. 2008; 18: 1017-24.

[68] Naglik JR, Moyes DL, Wächtler B, Hube B. Interações da Candida albicans com as células epiteliais e a imunidade das mucosas. Microbes Infect. 2011; 13: 963-76.

[69] Zhu W, Filler SG. Interações de Candida albicans com células epiteliais. Cell Microbiol. 2010; 12: 273-82.

[70] Zakikhany K, Naglik JR, Schmidt-Westhausen A, Holland G, Schaller M, Hube B. O perfil de transcrição in vivo de *Candida albicans* identifica um gene essencial para a disseminação interepitelial. Cell Microbiol. 2007; 9: 2938-54.

[71] Phan QT, Fratti RA, Prasadarao NV, Edwards JE Jr, Filler SG. N-caderina medeia a endocitose de *Candida albicans* por células endoteliais. J Biol Chem. 2005; 280: 10455-61.

[72] Park H, Myers CL, Sheppard DC, Phan QT, Sanchez AA, E Edwards J, et al. Papel da proteína cinase Ras fúngica. A pathway in governing epithelial cell interactions during oropharyngeal candidiasis. Cell Microbiol. 2005; 7: 499-510.

[73] Sun JN, Solis NV, Phan QT, Bajwa JS, Kashleva H, Thompson A et al. Invasão de células hospedeiras e virulência mediada por Candida albicans Ssa1. PLoS Pathog. 2010; 6: e1001181

[74] Wächtler B, Wilson D, Haedicke K, Dalle F, Hube B. From attachment to damage: defined genes of Candida albicans mediate adhesion, invasion and damage during interaction with oral epithelial cells. PLoS One. 2011; 6: e17046.

[75] Fanning S, Mitchell AP. Biofilmes fúngicos. PLoS Pathog. 2012; 8: e1002585.

[76] Finkel JS, Mitchell AP. Controlo genético do desenvolvimento do biofilme de Candida albicans. Nat Rev Microbiol. 2011; 9: 109-18.

[77] Robbins N, Uppuluri P, Nett J, Rajendran R, Ramage G, Lopez-Ribot JL, et al. Hsp90 governa a dispersão e a resistência aos medicamentos dos biofilmes fúngicos. PLoS Pathog. 2011; 7: e1002257

[78] Kumamoto CA. Mecanismos moleculares de deteção de mecanismos e o seu papel na deteção de contacto por fungos. Nat Rev Microbiol. 2008; 6: 667-73.

[79] Brand A, Shanks S, Duncan VM, Yang M, Mackenzie K, Gow NA. A orientação hifal da Candida albicans é regulada por um mecanismo dependente do cálcio. Curr Biol. 2007; 17: 347-52.

[80] Wächtler B, Citiulo F, Jablonowski N, Förster S, Dalle F, Schaller M, et al. Candida albicans-epithelial interactions: dissecting the roles of active penetration, induced endocytosis and host factors on the infection process. PLoS One. 2012; 7: e36952.

[81] Naglik JR, Challacombe SJ, Hube B. Candida albicans secreted aspartyl proteinases in virulence and pathogenesis. Microbiol Mol Biol Rev. 2003; 67: 400-28. doi: 10. 1128/MMBR. 67. 3. 400-428. 2003.

[82] Davis DA. Como os fungos patogénicos humanos detetam e se adaptam ao pH: a ligação à virulência. Curr Opin Microbiol. 2009; 12: 365-70.

[83] Mühlschlegel FA, Fonzi WA. PHR2 de Candida albicans codifica um homólogo funcional do gene PHR1 regulado pelo pH com um padrão invertido de expressão dependente do pH. Mol Cell Biol. 1997; 17: 5960-7.

[84] Vylkova S, Carman AJ, Danhof HA, Collette JR, Zhou H, Lorenz MC. O agente patogénico Candida albicans autoinduz a morfogénese hifal através do aumento do pH extracelular. MBio. 2011; 2: e00055-11.

[85] Mayer FL, Wilson D, Jacobsen ID, Miramón P, Große K, Hube B. O novo transportador de Candida albicans Dur31 é um fator de patogenicidade em vários estágios. PLoS Pathog. 2012; 8: e1002592.

[86] Brock M. Fungal metabolism in host niches. Curr Opin Microbiol. 2009; 12: 371-6.

[87] Frohner IE, Bourgeois C, Yatsyk K, Majer O, Kuchler K. Candida albicans cell surface superoxide dismutases degrade host-derived reactive oxygen species to escape innate immune surveillance. Mol Microbiol. 2009; 71: 240-52.

[88] Lorenz MC, Bender JA, Fink GR. Transcriptional response of Candida albicans upon internalization by macrophages. Eukaryot Cell. 2004; 3: 1076-87

[89] Ghosh S, Navarathna DH, Roberts DD, Cooper JT, Atkin AL, Petro TM, et al. A formação de tubos germinativos induzida por arginina em Candida albicans é essencial para escapar da linha de macrófagos murinos RAW 264. 7. Infect Immun. 2009; 77: 1596-605

[90] Pittet D, Monod M, Suter P, Frenk E, e Auckenthaler R. Candida colonization and subsequent infections in critically ill surgical patients. Ann Surg 1994; 220: 751-758.

[91] Edwards JE, Bodey GP, Bowden RA, Buchner T, de Pauw BE, Filler SG, et al. Conferência internacional para o desenvolvimento de um consenso sobre a gestão e prevenção de infecções graves por cândida. Clin Infect Dis 1997; 25: 43-59.

[92] Vincent JL, Bihari DJ, Suter PM, et al. The prevalence of nosocomial infection in intensive care units in Europe. Resultados do estudo European Prevalence of Infection in Intensive Care (EPIC). Comité Consultivo Internacional do EPIC. JAMA 1995; 274: 639-44.

[93] Wey SB, Motomi M, Pfaller MA, Woolson RF, Wenzel RP. Hospital acquired candidemia. The attributable mortality and excess length of stay. Arch Intern Med 1988; 148: 2642-5.

[94] Eggimann P, Pittet D. Candidoses en réanimation Réanimation .2002 ; 11 : 209-21© 2002 Éditions scientifiques et médicales Elsevier SAS.

[95] Solomkin JS, Flohr AB, Simmons RL. Indicações de terapia para fungemia em pacientes pós-operatórios. Arch Surg. 1982; 117: 1272-5.

[96] Eggimann P, Francioli P, Bille J, Schneider R, Wu MM, Chapuis G; et al. Fluconazole prophylaxis prevents intra-abdominal candidiasis in high-risk surgical patients. Crit Care Med 1999; 27: 1066-72.

[97] Rangel-Frausto MS, Wiblin T, Blumberg HM, Saiman L, Patterson J, Rinaldi M and al. National epidemiology of mycoses survey: variations in rates of bloodstream infections due to Candida species in seven surgical intensive care units and six neonatal intensive care units. Clin Infect Dis 1999; 29: 253-8.

[98] Pittet D, Li N, Woolson RF, Wenzel RP. Factores microbiológicos que influenciam o resultado das infecções nosocomiais da corrente sanguínea. Um modelo de base populacional validado ao longo de seis anos. Clin Infect Dis 1997; 24: 1068-78.

[99] Dubau B, Triboulet S, Winnock S. Utilização prática do índice de colonização. Ann Fr Anesth Reanim 2001, 20: 418-420.

[100] Garbino J, Lew PD, Romand JA, Hugonnet S, Auckenthaler R, Pittet D. Prevenção de infecções graves por Candida em doentes críticos não neutropénicos e de alto risco. Um ensaio aleatório, duplamente cego, controlado por placebo em doentes tratados com SDD. Intensive Care Med 2002, 28: 1708-1717.

[101] Chabasse D. O valor da contagem de leveduras na urina. Revisão da literatura e resultados preliminares de um inquérito multicêntrico realizado em 15 hospitais universitários. Ann Fr Anesth Reanim 2001, 20: 400-406.

[102] Charles PE, Dalle F, Aube H, Doise JM, Quenot JP, Aho LS e al. Significado da colonização por Candida spp em pacientes médicos gravemente doentes: um estudo prospetivo. Intensive Care Med 2005, 31: 393-400

[103] Normand S, Francois B, Darde ML, Bouteille B, Bonnivard M, Preux PM, and al.Oral nystatin prophylaxis of Candida spp. colonization in ventilated critically-ill patients. Intensive Care Med 2005, 31: 1466-1468.

[104] Agvald-Ohman C , Klingspor L, Hjelmqvist H, Edlund C. Invasive candidiasis in long-term patients at a multidisciplinary intensive care unit: Candida colonization index, risk factors, treatment and outcome. Scand J Infect Dis. 2008; 40(2): 145-53.

[105] Senn L, Eggimann P, Ksontini R, Pascual A, Demartines N, Bille J, and al. Caspofungin for prevention of intra-abdominal candidiasis in high-risk surgical patients. Intensive Care Med 2009, 35(5): 903-8.

[106] Samonis G, Gikas A, Anaissie EJ, Vrenzos G, Maraki S, Tselentis Y, et al. Avaliação prospetiva dos efeitos de antibióticos de largo espetro na colonização por leveduras gastrointestinais em seres humanos. Antimicrob Agents Chemother 1993; 37: 51-3.

[107] Wey SB, Mori M, Pfaller MA, Woolson RF, Wenzel RP. Risk factors for hospital-acquired candidemia. A matched case- control study. Arch Intern Med 1989; 149: 2349-53.

[108] Fraser VJ, Jones M, Dunkel J, Storfer S, Medoff G, Dunagan WC. Candidemia num hospital de cuidados terciários: epidemiologia, factores de risco e preditores de mortalidade. Clin Infect Dis 1992; 15: 414-21

[109] Talarmin J P, Boutoille D, Tattevin P, et al. Epidemiology of candidemia: a one-year prospective observational study in western France. Médecine Et Maladies Infectieuses 2009: 877-885.

[110] Pramayon S. As candidases sistémicas em reanimação: dificuldades de diagnóstico e terapêuticas, atitude consensual atual. Sciences pharmaceutiques 2001 (Tese).

[111] Blumberg HM, Jarvis WR, Soucie JM, Edwards JE, Patterson JE, Pfaller MA e outros. Factores de risco para infecções da corrente sanguínea por Candida em doentes de unidades de cuidados intensivos cirúrgicos: O estudo prospetivo multicêntrico NEMIS. O Inquérito Nacional sobre Epidemiologia das Micoses. Clinical Infectious Diseases. 2001; 33: 177-186

[112] Gauzit R. Epidemiologia e factores de risco para a candidíase sistémica na unidade de cuidados intensivos. Ann. Fr. Anesth. Réanim, 2001, 20: 394-399.

[113] Garber G. Uma visão geral das infecções fúngicas. Drugs 2001, 61, Suppl. I: 1-12.

[114] Dupont H. Leveduras nos cuidados intensivos. In: Sfar editor. Conferência de atualização. Congresso Nacional de Anestesia e Reanimação 2007; 415-32.

[115] Dupont H, Bourichon A, Paugam-Burtz C, et al. O isolamento de leveduras no fluido peritoneal pode ser previsto em pacientes com peritonite na unidade de cuidados intensivos? Crit Care Med 2003; 31: 752-757.

[116] Lavigne J. P e Sotto A. Candiduria, Prog. Urol. 2005; 15: 213-216.

[117] Ang BSP, Telenti A, King B e al. Candidemia de origem no trato urinário: aspectos microbiológicos e significado clínico. Clin. Infect. Dis 1993; 17: 662-666.

[118] Kauffman CA, Vazquez JA, Sobel JD, et al. Estudo prospetivo multicêntrico de vigilância de funguria em pacientes hospitalizados. Clin. Infect. Dis 2000; 30 14-18.

[119] Sobel JD. Orientações práticas para o tratamento de infecções fúngicas. Para o grupo de estudo das micoses. Sociedade de doenças infecciosas da América. Clin. Infect. Dis. 2000; 30: 652.

[120] Laupland KB, Bagshaw SM, Gregson DB et al. Infecções do trato urinário adquiridas na unidade de cuidados intensivos num sistema regional de cuidados intensivos. Crit. Care 2005; 9: R60-R65.

[121] Alvarez-Lerma F, Nolla-Sallas J, Leon C and al. Candiduria in critically ill patients admitted to intensive care medical units. Intensive Care Med. 2003; 29: 1069-1076.

[122] Nassoura Z, Ivatury RR, Simon RJ, et al. Candidúria como marcador precoce de infeção disseminada em doentes cirúrgicos em estado crítico: o papel da terapêutica com fluconazol. J. Trauma 1993; 35: 290-294.

[123] Soll DR. Candida commensalism and virulence: the evolution of phenotypic plasticity (Comensalismo e virulência de Candida: a evolução da plasticidade fenotípica). Ata Trop. 2002; 2: 101-10.

[124] Calderone RA, Fonzi WA. Factores de virulência da Candida albicans. Trends Microbiol 2001; 7: 327-35.

[125] Douglas LJ. Biofilmes de Candida e o seu papel na infeção. Trends Microbiol 2003; 1: 30-6.

[126] Ramage G, Saville SP, Thomas DP, López-Ribot JL. Biofilmes de Candida: uma atualização. Eukaryot Cell 2005; 4: 633-8.

[127] Stéphan F, Bah MS, Desterke C, Rézaiguia-Delclaux S, Foulet F, Duvaldestin P e al. Diversidade molecular e vias de colonização de Candida albicans numa unidade de cuidados intensivos cirúrgicos, estudadas com marcadores de microssatélites. Clin Infect Dis 2002; 12 : 1477-83

[128] Deorukhkar SC, Saini S, Mathew S. (2014). Infeção por Candida não albicans: uma ameaça emergente. Perspectivas interdisciplinares sobre doenças infecciosas 2014(2014): 7.

[129] Netea MG, Marodi L. (2010). Mecanismos imunes inatos para reconhecimento e absorção de espécies de Candida. Trends Immunol 31(9): 346-353.

[130] Fidel Jr PL (2002). Imunidade à Candida. Oral Dis 8(suppl 2): 69-75.

[131] Greenfield RA. (1992). Interação do sistema de defesa do hospedeiro com Candida. J Med Vet Mycol 30(2): 89-104.

[132] Enwonwu CO, Meeks VI (1996). Candidíase oral HIV e glucocorticóides da saliva. Am J Pathol 148(4): 1313-1338.

[133] De Repentigny L, Lewandowski D, Jolicoeur P. (2004). Imunopatogénese da candidíase orofaríngea na infeção pelo vírus da imunodeficiência humana. Clin Microbiol Rev 17(4): 729- 759.

[134] Edgerton M, Koshlukova SE, Lo TE, Chrzan BG, Straubinger RM, et al. (1998). Atividade candidacida das histatinas salivares. Identificação de uma proteína de ligação à histatina 5 em Candida albicans. J Biol Chem 273(32): 20438-20447.

[135] Helmerhorst EJ, van't, Hof W, Breeuwer P, Veerman EC, Abee T, et al (2001). Characterization of histatin 5 with respect to amphipathicity, hydrophobicity, and effects on cell and mitochondrial membrane integrity excludes a candidacidal mechanism of pore formation. J Biol Chem 276(8): 5643-5649.

[136] Van der Meer JW, van de Veerdonk FL, Joosten LA, Kullberg BJ, Netea MG (2010). Infecções graves por Candida spp.: novos conhecimentos sobre a imunidade natural. Int J Antimicrob Agents 36(Suppl 2): S58-S62.

[137] Duggan S, Leonhardt I, Hünniger K, Kurzai O. (2015). Resposta do hospedeiro à infeção da corrente sanguínea de Candida albicans e sepse. Virulence 6 (4): 316-326.

[138] Demirezen Ş, Dönmez HG, Özcan M, Beksaç MS (2015). Avaliação da relação entre infeção fúngica, leucócitos neutrófilos e macrófagos em esfregaços cervicovaginais: exame microscópico de luz. J Cytol 32(2): 79-84.

[139] Naglik JR (2014). Imunidade de Candida. New J Sci 2014 (2014): 27.

[140] Ha JF, Italiano CM, Heath CH, Shih SS, Rea S, et al. (2011). Candidemia e candidíase invasiva: Uma revisão da literatura para o cirurgião de queimaduras. Burns 37(2): 181-195.

[141] Netea MG, Gow NA, Munro CA, Bates S, Collins C, Ferwerda G, Hobson RP, Bertram G, Hughes HB, Jansen T, Jacobs L, Buurman ET, Gijzen K, Williams DL, Torensma R, McKinnon A, MacCallum DM, Odds FC, Van der Meer JW, Brown AJ e Kullberg BJ .2006. A deteção imunitária de Candida albicans requer o reconhecimento cooperativo de mananos e glucanos por lectinas e receptores toll-like. The Journal of clinical investigation. 116, 1642-1650.

[142] Poulain D, Jouault T. Glicanos da parede celular de Candida albicans, receptores e respostas do hospedeiro: elementos para uma interação decisiva. Current Opinion in Microbiology 2004 Aug;7(4):342-9.

[143] Coogan MM, Sweet SP, Challacombe SJ. Immunoglobulin A (IgA), IgA1, and IgA2 antibodies to Candida albicans in whole and parotid saliva in human immunodeficiency virus infection and AIDS. Revistas da Sociedade Americana de Microbiologia. Publicado online em 1 de março de 1994.

[144] Astrid ML, Aniki R, Jack DS, Markus R, Peter GP , Claudio V, Haran TS, Iwona TO, John JH, Rex JK. Ocular Manifestations of Candidemia (Manifestações Oculares da Candidemia). Clinical Infectious Diseases, Volume 53, Número 3, 1 de agosto de 2011, Páginas 262-268.

[145] http: //assistancetaysir. Blogspot. com /2011/05/dendophthalmie-levures. html

[146] Fisher JF, Chew WH, Shadomy S, Duma RJ, Mayhall LCG, House WC. Infecções do trato urinário devidas a Candida albicans. Rev. Infect. Dis, 1982, 4, 1107- 1116.

[147] Kozinn P J, Aschdjian STC, Golberg PK, WISE GJ, Toni EF, Seelig M. S. Advances in the diagnosis of renal candidiasis. J. Urol, 1978, 119, 184-187.

[148] Hurley R, Winner HI. Experimental renal moniliasis in the mouse. J. Pathol, 1963, 86, 75-82.

[149] Fisher JF, Mayhall CG, Duma RJ, Shadomy S, Shadomy J, Walligton C. Bola de fungos do trato urinário. South Med. J, 1979, 72, 1281-1284.

[150] Stening SG, Chritie WJ. "Bola de fungos" da bexiga urinária - Med. J. Aust, 1972, 1, 372-373

[151] Humbert G, Brasseur P. Candidiasis: from diagnosis to treatment. Progrès en Urologie (1999), 9, 50- 56.

[152] Tomashefski JF, Abramowsky CR. Necrose papilar renal associada a cândida. Am. J. Clin. Pathol. 1981, 75, 190-194.

[153] http: //fn. bmj. com/content/89/4/F376. 4

[154] Badiee P, Amirghofran AA, Ghazi NM, Shafa M, Nemati MH. Incidência e resultado de endocardite fúngica documentada. Int Cardiovasc Res J. 2014; 8(4): 152-155.

[155] Pierrotti LC, Baddour LM. Endocardite fúngica, 1995-2000. Chest. 2002; 122(1): 302-310

[156] Rubinstein E, Lang R. Fungal endocarditis. Eur Heart J. 1995; 16(Suppl B): 84-89.

[157] Seo GW, Seol SH, No TH, Jeong HJ, Kim TJ, Kim JK et al. Enfarte agudo do miocárdio causado por embolia coronária por endocardite por Aspergillus. Intern Med. 2014; 53(7): 713-716.

[158] Fernàndez Guerrero ML, Àlvarez B, Manzarbeitia F, Renedo G. Endocardite infecciosa na autópsia: uma revisão das manifestações patológicas e correlações clínicas. Medicine (Baltimore) 2012; 91(3): 152-164.

[159] Demir T, Ergenoglu MU, Ekinci A, Tanrikulu N, Sahin M, Demirsoy E. Endocardite por Aspergillus flavus da válvula mitral nativa num doente transplantado de medula óssea. Am J Case Rep. 2015; 16: 25-30.

[160] Ellis ME, Al-Abdely H, Sandridge A, Greer W, Ventura W. Fungal endocarditis: evidence in the world literature, 1965-1995. Clin Infect Dis. 2001; 32(1): 50-62.

[161] Toyoda S, Tajima E, Fukuda R, Masawa T, Inami S, Amano H et al. Intervenção cirúrgica precoce e tratamento médico ótimo para endocardite por Candida parapsilosis. Intern Med. 2015; 54(4): 411-413.

[162] Cornely OA, Bassetti M, Calandra T, Garbino J, Kullberg BJ, Lortholary O, and al. ESCMID Fungal Infection Study Group ESCMID* guideline for the diagnosis and management of Candida diseases 2012: non-neutropenic adult patients. Clin Microbiol Infect. 2012; 18(Suppl 7): 19-37.

[163] Rabinovici R, Szewczyk D, Ov Adia P, Greenspan JR, Siv Alingam JJ. Pericardite por Candida: perfil clínico e tratamento. Ann. Thorac. Surg, 1997, 63: 1200-1204.

[164] Cornely OA, Gachot B, Akan H, Bassetti M, Uzun O, Kibbler C, et al. Epidemiologia e resultados da fungemia numa coorte de cancro do Grupo de Doenças Infecciosas (IDG) da Organização Europeia para a Investigação e Tratamento do Cancro (EORTC 65031). Clin Infect Dis Off Publ Infect Dis Soc Am. 2015 Aug 1; 61(3): 324-31.

[165] Pagano L, Mele L, Fianchi L, Melillo L, Martino B, D'Antonio D, e al. Candidíase crónica disseminada em doentes com neoplasias malignas hematológicas. Caraterísticas clínicas e resultados de 29 episódios. Haematologica 2002; 87: 535-54

[166] De Pauw B, Walsh TJ, Donnelly JP, Stevens DA, Edwards JE, Calandra T, et al. Definições revistas de doença fúngica invasiva do Grupo Cooperativo da Organização Europeia para a Investigação e Tratamento do Cancro/Infecções Fúngicas Invasivas e do Grupo de Consenso do Instituto Nacional de Alergia e Doenças Infecciosas (EORTC/MSG). Clin Infect Dis 2008; 46: 1813-1821

[167] Metser U, Haider MA, Dill-Macky M, Atri M, Lockwood G, Minden M. Infeção hepática fúngica em doentes imunocomprometidos: representação com TC helicoidal multifásica com contraste. Radiology 2005; 235: 97-105.

[168] Matuszkiewicz-Rowinska J. Atualização sobre a peritonite fúngica e o seu tratamento. Perit Dial Int 2009; 29 (Suppl. 2): S161-S165.

[169] Levallois J, Nadeau-Fredette AC, Labbé AC, e al. Experiência de dez anos com peritonite fúngica em doentes em diálise peritoneal: padrões de suscetibilidade antifúngica num centro norte-americano. Int J Infect Dis 2012; 16: e41-e43.

[170] Miles R, Hawley CM, McDonald SP, et al. Preditores e resultados da peritonite fúngica em doentes em diálise peritoneal. Kidney Int 2009; 76: 622-628.

[171] Pappas PG, Kauffman CA, Andes D, et al. Diretrizes de Prática Clínica para a gestão da candidíase: atualização de 2009 pela Infectious Diseases Society of America. Clin Infect Dis 2009; 48: 503-535

[172] Lenz P, Conrad B, Kucharzik T, et al. Prevalência, associações e tendências da candidíase do trato biliar: um estudo observacional prospetivo. Gastrointest Endosc 2009; 70: 480-487.

[173] Diebel LN, Raafat AM, Dulchavsky SA, Brown WJ. Candidíase da vesícula biliar e do trato biliar. Cirurgia 1996; 120: 760-764.

[174] Trikudanathan G, Navaneethan U, Vege SS. Infecções fúngicas intra-abdominais que complicam a pancreatite aguda: uma revisão. Am J Gastroenterol 2011; 106: 1188-1192.

[175] Vege SS, Gardner TB, Chari ST, et al. Resultados de infecções intra-abdominais fúngicas vs. bacterianas na pancreatite aguda grave. Am J Gastroenterol 2009; 104: 2065-2070.

[176] Hoerauf A, Hammer S, Möller-Myhsok B, Rupprecht H. A infeção intra-abdominal por Candida durante a pancreatite necrosante aguda tem uma elevada prevalência e está associada a um aumento da mortalidade. Crit Care Med 1998; 26: 2010-2015.

[177] Fernandez-Sola J, Junque A, Estruch R, Monforte R, Torres A, Urbano-Marquez A. Consumo elevado de álcool e fator de prognóstico para pneumonia adquirida na comunidade. Arch Intern Med 1995; 155: 1649-54.

[178] Trigo LJ. Infeção e diabetes mellitus. Diabetes Care 1980; 3: 187-97.

[179] Mattiuzzi G, Giles FJ. Management of intracranial fungal infections in patients with haematological malignancies. Br J Haematol. 2005; 131(3): 287.

[180] Fennelly AM, Slenker AK, Murphy LC, Moussouttas M, DeSimone JA. Abcessos cerebrais de Candida: relato de um caso e revisão da literatura. Med Mycol. 2013 Oct; 51(7): 779-84.

[181] Sànchez-Portocarrero J, Pérez-Cecilia E, Corral O, Romero-Vivas J, Picazo JJ. O sistema nervoso central e a infeção por espécies de Candida. Diagn Microbiol Infect Dis. 2000; 37(3): 169.

[182] Fernandez M, Moylett EH, Noyola DE, Baker CJ. Candidal meningitis in neonates: a 10-year review. Clin Infect Dis. 2000; 31(2): 458.

[183] Kauffman CA, Marr KA, Thorner AR. Infecções osteoarticulares por Candida. UpToDate (2018).

[184] Pihet M, Marot M. Diagnóstico biológico da candidíase. RFL- Revue Francophone des laboratoires. V 43, N 450-março de 2013. pp47-61.

[185] Freydiere AM, Guinet R, Boiron P. Identificação de leveduras no laboratório de microbiologia clínica: métodos fenotípicos. Med Mycol 2001; 39(1): 9-33.

[186] Sendid B, Ducoroy P, Francois N, et al. Avaliação da espetrometria de massa MALDI-TOF para a identificação de leveduras de importância médica nos laboratórios clínicos dos hospitais de Dijon e Lille. Med Mycol 2012.

[187] Jabra-Rizk MA, Brenner TM, Romagnoli M, et al. Avaliação de um CHROMagar Candida reformulado. J Clin Microbiol 2001; 39(5): 2015-6.

[188] https: //twitter. com/educatihealth/status/652556662268555264

[189] Rousselle P, Freydiere AM, Couillerot PJ, et al. Identificação rápida de Candida albicans utilizando Albicans ID e placas de ágar fluoroplaca. J Clin Microbiol 1994; 32(12): 3034-6.

[190] Fuller DD, Davis Jr TE, Denys GA, et al. Evaluation of BACTEC MYCO/F Lytic medium for recovery of mycobacteria, fungi and bacteria from blood. J Clin Microbiol 2001; 39(8): 2933-6.

[191] Mackenzie DW. Identificação de Candida albicans no tubo de soro. J Clin Pathol 1962; 15(6): 563-5.

[192] Beheshti F, Smith AG, Krause GW. Tubo germinativo e formação de clamidósporos por Candida albicans num novo meio. J Clin Microbiol 1975; 2(4): 345-8.

[193] https: //en. slideshare. net/riadhhammedi9/candidose-15910217

[194] http: //untori2. crihan. fr/unspf/2010_Lille_Aliouat_Parasitologie/res/CHLAMY. JP

[195] Quindos G, San Millan R, Robert R, et al. Avaliação de bichrolatex albicans, um novo método para a identificação rápida de Candida albicans. Journal of Clinical Microbiology, 01 de maio de 1997, 35(5): 1263-1265

[196] Marot-Leblond A, Beucher B, David S, et al. Desenvolvimento e avaliação de um teste rápido de aglutinação em látex utilizando um anticorpo monoclonal para identificar colónias de Candida dubliniensis. J Clin Microbiol 2006; 44(1): 138-42.

[197] Crist AE, Dietz TJ, Kampschroer K. Comparação dos kits de teste MUREX C albicans, Albicans-Sure e BactiCard Candida com o teste do tubo germinativo para a identificação presuntiva de Candida albicans. J Clin Microbiol 1996; 34(10): 2616-8.

[198] Freydiere AM, Buchaille L, Guinet R e al. Avaliação de reagentes de látex para a identificação rápida de colónias de Candida albicans e Candida krusei. J Clin Microbiol 1997; 35(4): 877-80.

[199] Freydiere AM, Robert R, Ploton C, et al. Identificação rápida de Candida glabrata com um novo teste comercial, GLABRATA RTT. J Clin Microbiol 2003; 41(8): 3861-3.

[200] Aubertine CL, Rivera M, Rohan SM, et al. Estudo comparativo do novo cartão colorimétrico de identificação de leveduras VITEK 2 versus o cartão fluorométrico mais antigo e do CHROMagar Candida como meio de origem com o novo cartão. J Clin Microbiol 2006; 44(1): 227-8.

[201] Paugam A, Baixench MT, Taieb F, Champagnac C, Dupouy-Camet J. Emergência de candidemia por Candida parapsilosis no hospital de Cochin. Caracterização dos isolados e procura de factores de risco. Pathologie Biologie Volume 59, n° 1 páginas 44-47 (fevereiro de 2011).

[202] Arendrup MC, Bergmann OJ, Larsson L, et al. Deteção de candidaemia em doentes com e sem doença hematológica subjacente. Clin Microbiol Infect 2010; 16(7): 855-62.

[203] Sendid B, Caillot D, Baccouch-Humbert B, et al. Contribuição dos testes de anticorpos e antigénios específicos de Candida Platelia para o diagnóstico precoce da infeção sistémica por Candida tropicalis em adultos neutropénicos. J Clin Microbiol 2003; 41(10): 4551-8.

[204] Alam FF, Mustafa AS, Khan ZU. Avaliação comparativa de (1,3)-beta-D-glucano, manano e anticorpos anti-manano, e snPCR específico para espécies de Candida em doentes com candidemia. BMC Infect Dis 2007; 7: 103.

[205] Loeffler J, Henke N, Hebart H, et al. Quantificação do ADN fúngico utilizando a transferência de energia por ressonância de fluorescência e o sistema de ciclador de luz. J Clin Microbiol 2000; 38(2): 586-90.

[206] Marr KA, Carter RA, Crippa F, Wald A, Corey L. Epidemiologia e resultado de infecções por fungos em receptores de transplante de células estaminais hematopoiéticas. Clin Infect Dis 2002; 34 (7): 909-17.

[207] Wingard JR, Leather H. A new era of anti-fungal therapy. Biol Blood Marrow Trans-plant 2004; 10 (2): 73-90.

[208] Lacroix C, Dubach M, Feuilhad M. Equinocandinas: uma nova classe de agentes antifúngicos. Médecine et Maladies Infectieuses . Volume 33, número 4, 1 de abril de 2003, páginas 183-191.

[209] Perfect JR, Marr KA, Walsh TJ, et al. Tratamento com voriconazol para infecções fúngicas menos comuns, emergentes ou refractárias. Clin In-fect Dis 2003; 36 (9): 1122-31.

[210] Paugam A. Novidades sobre o posaconazol. Med Mal Infect 2007; 37 (2): 71-6.

[211] Albengres E, Le Louet H, Tillement JP. Agentes antifúngicos sistémicos. Interações medicamentosas de importância clínica. Drug Saf 1998; 18(2): 83-97

[212] Hochart S , Barrier F , Durand-Joly I , Horrent S , Decaudin B , Odou P. Os antifúngicos sistémicos: Parte 1: elementos farmacêuticos. Farmácia Hospitalar . Volume 43, Número 173, junho de 2008, Páginas 103-109.

[213] Marty FM, Cosimi LA, e Baden L. 2004. Zigomicose de rutura após tratamento com voriconazol em receptores de transplantes de células estaminais hematopoiéticas. N. Engl. J. Med. 350: 950-952.

[214] Pfaller MA, Messer SA, Hollis RJ, et al. Variação na suscetibilidade de isolados da corrente sanguínea de Candida glabrata ao fluconazol de acordo com a idade do doente e a localização geográfica nos Estados Unidos em 2001-2007. J Clin Microbiol 2009; 47(10): 3185-90.

[215] Fohrer C, Nivoix Y, Moulin JC, Marçais A e Herbrecht R. Contribuição dos derivados lipídicos da anfotericina B no tratamento de infecções fúngicas. Thérapie 2006 maio-junho; 61 (3): 235-242

[216] Pappas PG, Kauffman CA, Andes DR, Clancy CJ, Marr KA, Ostrosky-Zeichner L, Reboli AC, Schuster MG, et al. Diretriz de Prática Clínica para o Tratamento da Candidíase: 2016. Atualização pela Sociedade de Doenças Infecciosas da América. I S

[217] Petri MG, Konig J, Moecke HP, et al. Epidemiologia da micose invasiva em doentes de UCI: um estudo prospetivo multicêntrico em 435 doentes não neutropénicos. Paul-Ehrlich Society for Chemotherapy, Divisions of Mycology and Pneumonia Research. Intensive Care Med. 1997; 23: 317-25.

[218] Ibanez-Nolla J, Nolla-Salas M, Leon MA and al. Early diagnosis of candidiasis in non-neutropenic critically ill patients. J Infect. 2004; 48: 181-92.

[219] Garnacho-Montero J, León C, Almirante B, and al. Recomendações terapêuticas para infecções fúngicas no paciente crítico não neutropénico. Conferência de consenso. Conclusões. Med Intensiva. 2005; 3(Suppl 1): 43-52.

[220] Ostrosky-Zeichner L, Sable C, Sobel J, et al. Desenvolvimento retrospetivo multicêntrico e validação de uma regra de previsão clínica para candidíase invasiva nosocomial no ambiente de cuidados intensivos. Eur J Clin Microbiol Infect Dis. 2007; 26: 271-6.

[221] Leon C, Ruiz-Santana S, Saavedra P and, al. A bedside scoring system ("Candida score") for early antifungal treatment in nonneutropenic critically ill patients with Candida colonization. Crit Care Med. 2006; 34: 730-7.

[222] Piarroux R, Grenouillet F, Balvay P, et al. Assessment of preemptive treatment to prevent severe candidiasis in critically ill surgical patients. Crit Care Med. 2004; 32: 2443-9.

[223] Calandra T, Marchetti O. Antifungal prophylaxis for intensive care unit patients: let's fine tune it. Intensive Care Med. 2002; 28: 1698-700.

[224] Pelz RK, Hendrix CW, Swoboda SM et al. Ensaio duplamente cego controlado por placebo de fluconazol para prevenir infecções por cândida em doentes cirúrgicos em estado crítico. Ann Surg. 2001; 233: 542-8.

[225] Cruciani M, de Lalla F, Mengoli C. Prophylaxis of Candida infections in adult trauma and surgical intensive care patients: a systematic review and meta-analysis. Medicina Intensiva. 2005; 31: 1479-87

[226] Shorr AF, Chung K, Jackson WL, et al. Fluconazole prophylaxis in critically ill surgical patients: a meta-analysis. Crit Care Med. 2005; 33: 1928-35.

[227] Playford EG, Webster AC, Sorrell TC, Craig JC. Antifungal agents for preventing fungal infections in non-neutropenic critically ill and surgical patients: systematic review and meta-analysis of randomized clinical trials. J Antimicrob Chemother. 2006; 57(4): 628-38

[228] De Waele JJ, Vogelaers D, Blot S, et al. Infecções fúngicas em doentes com pancreatite aguda grave e utilização de terapia profiláctica. Clin Infect Dis. 2003; 37: 208-13.

[229] Horn DL, Neofytos D, Anaissie E, Fishman J, Steinbach WJ, Olyaei AJ, Marr KA,2 Pfaller M, Chang CH e Webster K. Epidemiologia e resultados da candidemia em doentes de 2019: dados do Registo Prospetivo da Aliança de Terapia Antifúngica Clinical Infectious Diseases 2009; 48: 1695-703.

[230] Bassetti M, Merelli M, Righi E, Diaz-Martin A, Rosello A M, Luzzati R, Parra A, Trecarichi E M, Sanguinetti M, Posteraro B, Garnacho-Montero J, Sartor A, Rello J, Tumbarellof M. Epidemiologia, distribuição de espécies, suscetibilidade antifúngica e resultado de candidemia em cinco locais em Itália e Espanha Journal of Clinical Microbiology p. 4167-4172 dezembro de 2013.

[231] Khelfaoui L, Djebellah N. Candidíase invasiva nos cuidados intensivos CHU Dr Benbadis de Constantine (janeiro de 2015-dezembro de 2016). (Tese).

[232] Gupta Priyanka, Prateek Shashank, Chatterjeel Biswaroop, Kotwall Arti, Singh Amit K e Mittall Garima. Prevalence of Candidemia in ICU in a Tertiary Care Hospital in North India Int. J. Curr. Microbiol. App. Sci (2015) 4(6): 566-575.

[233] Arrache D, Madani K, Zait H, Achir I, Younsi N, Zebdi A, Bouahri L, Chaouche F, Hamrioui B. Fungemias diagnosticadas no laboratório de parasitologia-micologia do CHU Mustapha em Argel, Argélia (2004-2014). Jornal de Micologia Médica. Volume 25, Número 3, setembro de 2015, Páginas 237-238.

[234] Tessier X. Epidemiologia das candidemias no Hospital Universitário de Bordéus de 30 de abril de 2012 a 30 de março de 2016. Medicina e patologia humana. 2017.

[235] Sasso M, Roger C, Sasso M, Poujol H, Barbar S, Lefrant J-Y e al. Mudanças na distribuição de isolados de Candida spp. colonizantes e infectantes, consumo de drogas antifúngicas e suscetibilidade em uma unidade de terapia intensiva francesa: um estudo de 10 anos. Mycoses. 2017 Jul 31.

[236] Tadec L, Talarmin J-P, Gastinne T, Bretonnière C, Miegeville M, Le Pape P, e al. Epidemiologia, fator de risco, distribuição de espécies, resistência antifúngica e resultado da candidemia num único hospital francês: um estudo de 7 anos. Mycoses. 2016 maio; 59(5): 296-303.

[237] Nolla-Salas J, Sitges-Serra A, León-Gil C, Martínez-Gonzàlez J, León-Regidor MA, Ibàñez-Lucía P, Torres-Rodríguez JM. Candidemia em doentes críticos não neutropénicos: análise dos factores de prognóstico e avaliação da terapia antifúngica sistémica. Grupo de Estudo de Infeção Fúngica na UTI. Intensive Care Med. 1997 Jan; 23(1): 23-30.

[238] Charles PE, Doise JM, Quenot JP. Diferença de resultados entre pacientes médicos e cirúrgicos com candidemia em pacientes críticos. Intensive care med 2003; 29: 2162-9.

[239] Colombo AL, Nucci M, Park BJ and al. Brazilian Network Candidemia Study Epidemiology of candidemia in Brazil: a nationwide sentinel surveillance of candidemia in eleven medical centers. J Clin Microbiol. 2006; 44(8): 2816-2823.

[240] Horn DL, Fishman JA, Steinbach WJ, Anaissie EJ, Marr KA, Olyaei AJ, and al. Apresentação do registo PATH Alliance® para recolha prospetiva de dados e análise da epidemiologia, terapia e resultados de infecções fúngicas invasivas. Diagn Microbiol. Infect Dis. 2007; 59: 407-14.

[241] Bitar D, Lortholary O, Dromer F, CoignardB, Che D. Micoses invasivas na França metropolitana, PMSI 2001-2010: incidência, letalidade e tendências. Boletim Epidémiologique Hebdomadaire, 2013, n°. 12-13, p. 109-14

[242] Leroy O, Gangneux JP, Montravers P, and al. AmarCand Study Group Epidemiologia, gestão e factores de risco para a morte de infecções invasivas

por Candida em cuidados intensivos: um estudo multicêntrico, prospetivo e observacional em França (2005-2006). Crit Care Med. 2009; 37(5): 1612-1618.

[243] Calandra T, Bille J, Schneider R, Mosimann F, Francioli P. Clinical significance of candida isolated from peritoneum in surgical patients. The Lancet 1989; 2: 1437-40.

[244] Montravers P, Gauzit R, Muller C, Marmuse JP, Fichelle A, Desmonts JM. A emergência de bactérias resistentes a antibióticos em casos de peritonite após cirurgia intra-abdominal afecta a eficácia da terapia antimicrobiana empírica. Clin Infect Dis 1996; 23: 486-94.

[245] Sandven P, Bevanger L, Digranes A, Haukland HH, Mannsåker T, Gaustad P. Norwegian Yeast Study Group Candidemia in Norway (1991 a 2003): resultados de um estudo a nível nacional. J Clin Microbiol. 2006; 44(6): 1977-1981.

[246] Delestre G. Estudo retrospetivo dos casos de peritonite por cândida desenvolvidos na unidade de cuidados intensivos cirúrgicos do Hospital Universitário de Rouen durante um período de seis anos (2006-2011). Tese 2013.

[247] Pappas PG. Invasive candidiasis. Infect Dis Clin North Am. 2006; 20(3): 485-506.

[248] Bouza E, Muñoz P. Epidemiologia da candidemia nas unidades de cuidados intensivos. Int J Antimicrob Agents. 2008; 32(Suppl 2): S87-S91.

[249] Playford GE, Marriott D, Nguyen Q, et al. Candidemia em doentes críticos não neutropénicos: factores de risco para Candida spp. não albicans. Crit Care Med. 2008 Jul; 36(7) : 2034-9.

[250] Murray CK, Loo FL, Hospenthal DR, Cancio LC. Incidência de infeção fúngica sistémica e mortalidade relacionada após queimaduras graves. Burns. dezembro de 2008; 34: 1108-1112.

[251] Zaoutis TE, Argon J, Chu J, Berlin JA, Walsh TJ, Feudtner C. The Epidemiology and Attributable Outcomes of Candidemia in Adults and Children Hospitalized in the United States: A Propensity Analysis. Clin Infect Dis. 2005; 41: 1232-9.

[252] Dylewksi ML, Baker M, Prelack K, Weber JM. A segurança e a eficácia da nutrição parenteral entre pacientes pediátricos com lesões por queimaduras. Pediatr Crit Care Med. 2013; 14: E120-E125.

[253] Mosier MJ, Pham TN, Klein MB, Gibran NS. Nutrição enteral precoce em queimaduras: conformidade com as diretrizes e resultados associados em um estudo multicêntrico. J Burn Care Res. 2011; 32: 104-109

[254] Ben-Ami R, Weinberger M, Orni-Wasserlauff R, Schwartz D, Itzhaki A, Lazarovitch T, et al. Time to blood culture positivity as a marker for catheter-related candidemia. Journal of Clinical Microbiology. 2008; 46: 2222-2226.

[255] Tortorano AM, Kibbler C, Peman J, Bernhardt H, Klingspor L, Grillot R. Candidemia na Europa: epidemiologia e resistência. Int J Antimicrob Agents. 2006; 27(5): 359-366. 639-644.

[256] Chow JK, Golan Y, Ruthazer R, Karchmer AW, Carmeli Y, Lichtenberg DA, et al. Risk factors for albicans and non-albicans candidemia in the intensive care unit. Critical Care Medicine. 2008; 36: 1993-1998.

[257] Ortiz Ruiz G, Osorio J, Valderrama S, Alvarez D, Elias Diaz R, Calderon J, et al. Factores de risco para candidemia em doentes críticos não neutropénicos na Colômbia. Medicina Intensiva. 2016; 40: 139-144

[258] Montagna MT, Caggiano G, Lovero G et al. Epidemiologia das infecções fúngicas invasivas na unidade de cuidados intensivos: Resultados de um inquérito multicêntrico italiano (Projeto AURORA) Infection. 2013; 41(3): 645-653.

[259] Yapar N, Pullukcu H, Avkan-Oguz V, et al. Avaliação da distribuição das espécies e dos factores de risco da candidemia: um estudo de caso-controlo multicêntrico. Med Mycol. 2011; 49(1): 26-31.

[260] Gudlaugsson O, Gillespie S, Lee K, Berg JV, Hu J, Messer S, et al. Attributable Mortality of Nosocomial Candidemia, Revisited. Clin Infect Dis. 2003; 37: 1172-7.

[261] Pappas PG, Rex JH, Lee J, Hamill RJ, Larsen RA, Powderly W, et al. A Prospective Observational Study of Candidemia: Epidemiology, Therapy, and Influences on Mortality in Hospitalized Adult and Pediatric Patients (Um Estudo Prospetivo Observacional de Candidemia: Epidemiologia, Terapia e

Influências na Mortalidade em Pacientes Adultos e Pediátricos Hospitalizados). Clin Infect Dis. 2003; 37: 634-43.

[262] Ng KP , Saw TL, Na SL, Soo-Hoo TS. Infeção sistémica por Candida no hospital universitário 1997-1999: distribuição dos biótipos de Candida e padrões de suscetibilidade antifúngica. Mycopathologia. 2001; 149(3): 141-6.

[263] Medrano DJ , Brilhante RS, Cordeiro Rde A, Rocha MF, Rabenhorst SH, Sidrim JJ. Candidemia em um hospital brasileiro: a importância da Candida parapsilosis. Rev Inst Med Trop São Paulo. 2006 Jan-Fev; 48(1): 17-20.

[264] Martino, P. C. Girmenia, A. Micozzi, R. Raccah, G. Gentile, M. Venditti, e F. Mandelli. 1993. Fungemia em pacientes com leucemia. Am. J. Med. Sci. 306: 225-232.

[265] Fridkin SK, Jarvis WR. Epidemiologia das infecções fúngicas nosocomiais. Clin Microbiol Rev. 1996; 9: 499-511.

[266] Pfaller MA. Nosocomial Candidiasis: Emerging Species, Reservoirs, and Modes of Transmission (Candidíase nosocomial: espécies emergentes, reservatórios e modos de transmissão). Clin Infect Dis. 1996; 22: S89-S94.

[267] Torres HA, Kontoyiannis DP, e Rolston KVI. 2004. High-dose fluconazole therapy for cancer patients with solid tumors and candidemia: an observational, noncomparative retrospective study. Support Care Cancer 12: 511-516

[268] Wingard, J. R. 1995. Importância de outras espécies de Candida para além de *C. albicans* como agentes patogénicos em doentes oncológicos. Clin. Infect. Dis. 20: 115-125.

[269] Hoarau G, Picot S, Lemant J. Peytral J, Poubeau P, Zunic P, Mohr C, Coueffe X, Gerardin P, Antok E. Candidemia na unidade de terapia intensiva, um estudo de coorte retrospetivo de 12 anos na Ilha da Reunião. Medecine et maladie infectieuse 48 - (2018) 414-418.

[270] Kreusch A, Karstaedt AS. Candidemia entre adultos em Soweto, África do Sul, 1990-2007. Int J Infect Dis. 2013; 17(8): e621-e623.

[271] Poikonen E, Lyytikäinen O, Anttila VJ, Koivula I, Lumio J, Kotilainen P, Syrjälä H, Ruutu P. Tendência secular da candidemia e da utilização de fluconazol na Finlândia, 2004-2007. BMC Infect Dis. 2010 Oct 28; 10: 312.

[272] Reboli AC, Rotstein C, Pappas PG, Chapman SW, Kett DH, Kumar D, and al. Anidulafungin versus Fluconazole for Invasive Candidiasis. N Engl J Med. 2007; 356: 2472-82.

[273] Andes DR, Safdar N, Baddley JW, Playford G, Reboli AC, Rex JH, et al. Impacto da estratégia de tratamento nos resultados em doentes com candidemia e outras formas de candidíase invasiva: uma revisão quantitativa ao nível do doente de ensaios aleatórios. Clin Infect Dis. 2012

[274] Colombo AL, Guimarães T, Sukienik T, Pasqualotto AC, Andreotti R, Queiroz-Telles F, et al. Fatores prognósticos e tendências históricas na epidemiologia da candidemia em pacientes críticos: uma análise de cinco estudos multicêntricos realizados sequencialmente em um período de 9 anos. Intensive Care Med. 2014; 40: 1489-98.

[275] Beraud G, Sendid B, Leroy-Coteau A, Faure K, Guery B. Registo de candidíase no CHRU de Lille: resultados de 1 ano e adequação da aplicação das recomendações. Médecine et maladies infectieuses 39 (2009) S30.

[276] Rex JH, Walsh TJ, Sobel JD, Filler SG, Pappas PG, Dismukes WE, Edwards JE. Orientações práticas para o tratamento da candidíase. Sociedade de Doenças Infecciosas da América. Clin Infect Dis. 2000 Apr; 30(4): 662-78.

[277] Arias S, Denis O, Montesinos I, Cherifi S, Miendje Deyi VY, Zech F. Epidemiologia e mortalidade da candidemia relacionada e não relacionada com o cateter venoso central: um estudo de coorte retrospetivo. Jornal Europeu de Microbiologia Clínica e Doenças Infecciosas. 2017; 36: 501-507.

[278] Garnacho-Montero J, Diaz-Martin A, Garcia-Cabrera E, Ruiz Perez de Pipaon M, Hernandez-Caballero C, Lepe-Jimenez JA. Impact on hospital mortality of catheter removal and adequate antifungal therapy in Candida spp. bloodstream infections. The Journal of Antimicrobial Chemotherapy. 2013.

[279] Sendid B, Tabouret M, Poirot JL, et al. New enzyme immu-noassays for sensitive detection of circulating Candida albicans mannan and antimannan antibodies. J Clin Microbiol.1999;37:1510-7.

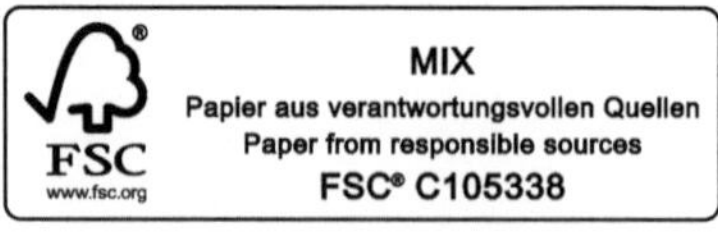

Printed by Books on Demand GmbH, Norderstedt / Germany